本书受中央高校基本科研业务费（31920200001、31920210005）资助

让我们优雅的老去

——科学应对围绝经期

主编　马　薇　刘金英

科学出版社

北　京

内 容 简 介

本书着重介绍了女性步入围绝经期后可能遭遇的心理变化、生理不适，以及所需的病理知识。通过作者的临床观察和感同身受，给出科学应对围绝经期的态度、方法和预防措施，旨在帮助围绝经期女性了解此阶段的身体变化和情感落差和围绝经期疾病及其远期并发症的预防和应对措施，提高围绝经期女性的自我管理能力和疾病警觉意识，提高其老年期生命质量，以优雅健康的身心度过余生。

本书是围绝经期女性的朋友，语言通俗易懂，内容科学实用，可供广大围绝经期女性及其家属学习参考。

图书在版编目（CIP）数据

让我们优雅的老去：科学应对围绝经期 / 马薇，刘金英主编. -- 北京：科学出版社，2024. 11. -- ISBN 978-7-03-079000-2

Ⅰ. R711.51

中国国家版本馆 CIP 数据核字第 2024XA3952 号

责任编辑：朱 华 李 植 / 责任校对：宁辉彩
责任印制：赵 博 / 封面设计：陈 敬 李 姣

科 学 出 版 社 出版
北京东黄城根北街 16 号
邮政编码：100717
http://www.sciencep.com
北京天宇星印刷厂印刷
科学出版社发行 各地新华书店经销
*
2024 年 11 月第 一 版 开本：787×1092 1/16
2025 年 8 月第三次印刷 印张：8
字数：225 000
定价：66.00 元
（如有印装质量问题，我社负责调换）

序

  该书是马薇教授撰写的一本科普书籍,它以一位老朋友讲故事的方式,自然而生动地展开。

  优雅不仅是一种人格魅力,它还是一种生活态度,教会我们在纷繁复杂的社会中保持自我、从容应对。随着年龄的增长和阅历的积累,一个人的优雅生活状态会得到增强。从医学的角度来看,保持优雅老去的状态需要一个健康的身体、稳定的情绪和乐观的心态。

  围绝经期是女性生命周期的一个特殊阶段,是从育龄期走向老年期的过渡时期,也是恶性肿瘤的高发阶段。如何正确理解这一时期?如何做到科学预防疾病?马薇教授结合自己的临床观察和个人体验,详细阐述了这一时期女性可能面临的生理不适、心理变化和病理知识,并提供了科学应对围绝经期的方法和策略。她希望帮助围绝经期女性深入了解这一时期的身心变化,提高她们重视自我和爱惜自己的意识及能力。健康是承载一切的基石,只有将健康保健意识和科学应对措施落到实处,围绝经期女性才能真正地优雅从容老去。

  随着全球人口老龄化的加剧,围绝经期女性的数量日益增多。这一群体的疾病的预防、诊疗和预后与老年期的健康密切相关。因此,本书的出版为围绝经期女性及其家人提供了正确认识和科学应对这一特殊时期的详细指导,具有极高的实用价值。

  马薇教授是我的学生,她对医学的热爱、对科普的执着以及对病人的关怀让我非常乐意为她的书籍作序。我推荐围绝经期的女性朋友阅读这本书,相信你们一定会从中受益匪浅。

兰州大学第二医院妇产科首席专家、主任医师

高峻

2024.9.10

前　言

优雅是一种由内而外的气质，它超越了单纯的外在美，包含了内在的自信、自律和深厚的文化素养。在现代社会，优雅更是一种智慧，它教会我们在忙碌和压力中寻找平衡，从简单和平凡中创造奇迹，面对绝望和困境时保持冷静，并用勇气和智慧解决问题。优雅是内外兼修的综合体现，是一种无与伦比的人格魅力，是让我们在纷繁复杂的社会中保持自我，从容应对的生活态度。每个女性都会经历年龄的增长和身体的老化，但是可以选择优雅地老去，按照心中的愿景，活成自己渴望的模样。

女性的每个阶段都有其独特韵味。围绝经期是女性生命周期中一个重要的分水岭，是从卵巢功能的全盛时期走向耗竭的过渡阶段，也是预防老年疾病的关键时期。围绝经期的到来伴随着一系列变化，从外表到内心，从肉体到灵魂。尽管我们可能心理排斥、身体抗拒，却无法逃避。围绝经期不仅是女性从育龄期向老年期的过渡阶段，也是恶性肿瘤发病的高峰时期。因此，围绝经期的管理至关重要，它不仅需要针对早期不适提供处理方案，还要预防远期并发症，注重身体异常信号，定期体检，实现恶性肿瘤的早发现、早诊断、早治疗。本书将围绕围绝经期女性的常见症状，提供解答、合理建议和科学管控措施。

本书共分为 20 章，前 18 章由马薇教授撰写，系统阐述了围绝经期的常见变化及预防措施；后 2 章由刘金英副教授撰写。全书插图均由李姣女士原创手绘完成。本书从生理、心理和病理多维度解读女性这一特殊阶段的变化，语言亲切如挚友娓娓道来，兼具科学性与实用性。图文并茂的编排方式使专业内容通俗易懂，手绘插图简洁优美。既适合医护人员作为围绝经期保健的参考用书，也可为广大围绝经期女性及其家人提供专业指导。

让我们以愉悦的身心、优雅的灵魂、科学的态度和负责的精神坦然面对人生的秋季。优雅地老去，利用医学知识科学应对围绝经期。作为一名围绝经期的医生，我希望通过本书，让同龄的朋友们多一些自信、勇敢、选择和健康。

希望本书的出版能为围绝经期女性朋友答疑解惑，为您的老年生活提前注入健康基因，积极做好科学应对措施，自信勇敢地迎接有品质、有芬芳的老年生活。

西北民族大学医学部　马薇

2024 年 1 月

目　　录

第一章　人 到 中 年

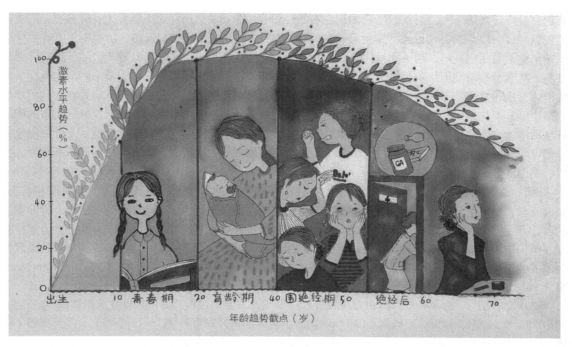

当看到《女人，四十》的主人公阿娥的扮演者萧芳芳女士，因这个角色获得第45届柏林电影节最佳女主角，关于女人的经典评价时，我不禁心头一震："这女人啊，过了四十岁，什么都往下掉！"不管情感上愿不愿意接受，身体已经给出了最诚实的答案。日复一日地生活操劳，年复一年地工作付出，身体总在不经意间给出善意的提醒：你已经不再年轻！女人，40岁是一道分水岭，将从前的花容月貌变成了今天的"一切垮掉"。我们内心可能还是从前那个少女，但是身体已经悄然发生改变，时间让你我在不知不觉间步入中年。

有人说：步入围绝经期就是爱哭爱闹，睡不着觉！这句话对，但并不全面。爱哭爱闹、睡不着觉，的确是这一阶段的常见问题，但这种表现仅仅是围绝经期症状的冰山一角，还有很多潜伏的危害，其实很多人并不知道。

《素问·上古天真论》写道："女子七岁，肾气盛，齿更发长；二七而天癸至，任脉通，太冲脉盛，月事以时下，故有子……七七任脉虚，太冲脉衰少，天癸竭，地道不通，故形坏而无子也。" 七岁的小女孩，生机勃勃；到了十四岁（随着社会的进步、营养的提升和生活的好转，全球女童的初潮年龄都在提前，我国青春期女生的平均初潮年龄为 12 ± 2 岁），卵巢被激活后，下丘脑-垂体-卵巢轴的受抑制状态被解除，开始排卵。随着卵巢功能的逐渐成熟，子宫内膜受卵巢分泌的雌激素、孕激素作用，发生周期性剥脱，从而形成月经。乳腺萌出、身高突增、性毛初现，月经初潮，这四个表现是女孩进入青春期的典型变化。青春期的女生，身体营养充分，体内各种激素功能协调，月经渐渐规律，每月定期排卵，小女孩就具备了受孕能力。春去秋来，经历了盛夏的丰盈，女性迎来了人生的秋季。围绝经期在女性毫无防备的情况下悄然而至。七七四十九岁，随着身体的日益老化和机能的下降，卵巢中的卵泡逐渐耗竭，不能释出卵子，不再合成和分泌雌、孕激素及少量的雄激素。由于失去了卵巢激素的调控，子宫内膜的周期性的剥脱停止，出现绝经。女性体内有多个器官都是雌激素的靶器官，伴随雌激素的匮乏到逐渐消失，体内多个器官失去了雌激素的滋养作用，功能下降。美国《科学》杂志将卵巢衰老比喻成女性机体衰老的"起搏器"，是女性机体多个器官衰老的始动因子。围绝经期的到来，让雌激素赋予女性的独有魅力：细腻的肌肤、娇美的容颜、玲珑的身段、敏捷的思维逐渐消失，同时也丧失了受孕能力，即"形坏而无子也"。

女人的一生，是伴着女性激素成长的一生，也是卵巢功能从无到有、由弱变强、盛极之后、继而衰退、最终耗竭的一生。当我们还是 8 周左右的胚胎时，原始的生殖细胞不断发生有丝分裂，形成卵原细胞。11～12 周时，卵原细胞发生第一次减数分裂，形成初级卵母细胞。16～20 周时，女性一生的生殖细胞数目达到高峰，两侧卵巢共含 600 万～700 万个细胞，其中 1/3 是卵原细胞，2/3 是初级卵母细胞。减数分裂对卵原细胞提供了暂时的保护，以免卵原细胞发生闭锁退化。卵巢中的卵泡池，又称卵泡库，由包含停滞于第一次减数分裂前期的双线期卵母细胞的原始卵泡（可以认为是卵细胞的"奶奶辈"细胞）构成。胚胎期原始生殖细胞通过不断地有丝分裂进行增殖决定其数目，以后所有的卵泡都从卵泡池发育成熟或者闭锁。需要重点说明的是，女性一生的卵泡均来自于卵泡池。女性卵泡池的全部卵母细胞在胎儿时期增殖形成，随着年龄的增加卵母细胞数量衰减。胎儿期的卵泡不断闭锁，出生时剩 100 万～200 万个。

随着女孩逐渐长大，卵巢也在生长。8 岁以前，卵巢发育非常缓慢，形态长而窄，保持幼稚状态，表面光滑；8～10 岁卵巢开始发育，卵泡大量自主生长，但仅发育至窦前期即萎缩、退化。青春期启动前，下丘脑促性腺激素释放激素对卵巢的抑制作用即将解除，卵泡有了一定的发育并开始分泌性激素，但仍达不到成熟阶段。青春期开始排卵后，卵巢表面逐渐凹凸不平。月经初潮时，卵巢的重量仅为成人的 30%，之后继续增大。17～18 岁时卵巢发育基本成熟。育龄期妇女卵巢大小约 4 cm×3 cm×1 cm，重 5～6 g，呈灰白色；绝经期后，卵巢逐渐萎缩变小变硬，可缩小至原体积的 1/3～1/2。

进入青春期后，卵巢中的卵泡由自主发育推进至发育成熟的过程需要依赖促性腺激素[垂体分泌的卵泡刺激素（FSH）和黄体生成素（LH）]的刺激。生育期每月发育一批 3～11 个卵泡，经过募集（招聘）、选择（择优录取），通常只选一个优势卵泡可以完全发育成熟并排出卵子。其余的卵泡发育到一定程度，通过细胞凋亡的机制自行退化，医学上称为"卵泡闭锁"，也就是按照一定的自杀程序，淘汰的卵泡自行了结。周而复始，发育中的卵泡每个月要经过一次严格的筛选和重点培养，能够被选中的卵泡就成为优势卵泡，继续生长、发育、排卵。女性一生中一般只有 400～500 个卵泡发育成熟并排卵，仅占总数的 0.1%左右。如果把卵巢存储的卵泡数量比喻成女性的卵子银行存额，我们一生都无法再去存款，从出生后就一直消费，青春期后花钱速度加快，35 岁之后卵子库存告急，所以我们一直希望女孩成年后碰到合适的爱人，一旦时机成熟，就尽早结婚生子，确保自己在卵子最佳状态时结婚生子，不要"君欲生而卵不在"。

排卵后，卵泡破裂出血，血液流入卵泡腔，伴随着周围基质毛细血管和成纤维细胞的增殖和渗透，逐渐演化成具有内分泌功能的细胞结缔组织团。由于细胞质内充满了黄体素，外观呈现橘色，故又称黄体。黄体内含有大量成纤维细胞、免疫系统细胞（T 淋巴细胞、嗜酸性粒细胞）以及血管内皮细胞。排卵后卵泡壁的细胞结构重组，颗粒细胞与卵泡内膜细胞在 LH 的刺激下发生黄素化，各自形成颗粒黄体细胞和泡膜黄体细胞。排卵前成熟卵泡的颗粒细胞在 LH 排卵峰的作用下黄素化，开始分泌少量孕酮。排卵后孕酮分泌逐渐增加，至排卵后 7～8 日黄体成熟时，分泌量达到最高峰，以后逐渐退化。黄体接下来的命运则由释出的卵子决定。如果排出的卵子刚好在输卵管遇到了精子（排卵期发生性生活），二者"一见钟情"，精卵结合后在输卵管里一边不断分裂，一边向宫腔移行。如果天时、地利、人和条件兼备，在受精后的 7～8 天，受精卵到达宫腔后选择一处合适地方着床（安家）。若受精卵的发育与子宫内膜的发育不能够同步，就有可能发生异位妊娠（宫外孕）。卵子受精后，黄体则在胚胎滋养细胞分泌的绒毛膜促性腺激素的作用下增大转变成妊娠黄体，为胚胎的发育提供养料，至妊娠 3 个月末，胎盘形成后黄体退化。若排出的卵子未能受精，黄体在排卵后的 9～10 日开始转化成白体并最终退化。黄体衰退后，月经来潮，卵巢中又有新的卵泡发育，开始新的月经周期。

随着年龄的增长，卵巢功能逐渐衰退，到完全消失是一个连续的过程，受年龄、遗传、环境、心理社会行为以及医源性因素的影响，这就是卵巢衰老。最终表现为绝经，并影响全身多个器官系统，导致相关疾病的发生。围绝经期与绝经后的卵泡、卵母细胞的数量和质量下降，卵泡池自然耗竭。末次月经 5 年后，仍能发现少量原始卵泡，成熟过程中以及闭锁的卵泡，但卵巢功能已经耗竭。所以说，卵巢的生命周期代表了卵巢功能的兴衰过程，也演绎着女性一生雌、孕激素的变化历程。儿童期增多、青春期渐强、育龄期鼎盛、妊娠期飙升、分娩后下降、围绝经期衰退、老年期消失。女性的一生，就是卵巢功能兴衰的一生。"融酥年纪好邵华，春盎双峰玉有芽"，青春期的小女生，朝气蓬勃。同时也要注意，此时的小女生，身体已经不同往昔，生殖能力日趋成熟，每个月都会有一枚成熟的卵子释出，意味着你的身体已经具备孕育宝宝的条件。和喜欢的他要亲密有间，生理的成熟并不代表心理的成熟。 随着雌激素的逐渐增加，女生出落得越发楚楚动人。"云想衣裳花想容，春风拂槛露华浓"，花容月貌，体态婀娜，犹如进入盛夏的睡莲，静谧美丽，优雅成熟。发育成熟的女性，正是受孕的最佳时期，身体已经为孕育宝宝做好了一切准备。伴着岁月的增长，女性迎来了雌激素的鼎盛时期。 一月一排卵，月月要行经，月复一月，年复一年，周而复始，直到卵泡耗尽。所以，35 岁对于计划要宝宝的女性而言，是一个警钟年龄。37 岁，女性卵子细胞数目呈现折棍式下降，细胞的数量、质量和生存微环境，衰退速度加剧。岁月更迭，斗转星移。生儿育女之后，女人的心变得敏感脆弱，孩子的一颦一笑都牵挂着她的心弦。孩子的成长，离不开母亲的陪伴。不知不觉，她也步入围绝经期，人生的瑟瑟秋意扑面而来。月经失去规律，身体发出警告，夫妻兴趣索然、人生开始黯然……各种不适接踵而来。此时的女人，除了自己的身体变化外，还往往遭遇孩子长大离家、亲人逐渐故去等生活负性事件，各种事件使得女人的围绝经期成为"多事之秋"。于是，就出现了围绝经期的种种不适表现。随着卵巢功能的耗竭，激素停止分泌，子宫内膜不再剥脱，月经终止。绝经之后，女性就正式进入绝经后期。

第二章 美人迟暮

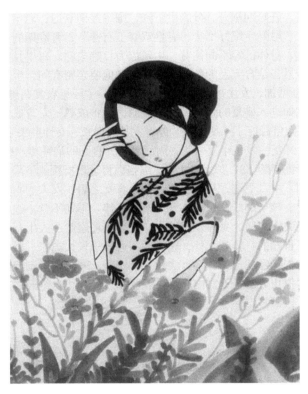

我们先来明确几个概念：

1. 围绝经期 围绕绝经的一段时期，包括从绝经前开始出现绝经相关生物学、内分泌学和临床症状变化至最后一次月经后 1 年。

2. 更年期 是女性一生中都要经历的特殊阶段，是指卵巢功能从旺盛逐渐衰退，到完全消失的一个过渡时期，包括绝经和绝经前后的一段时间。更年期是女性人生的"多事之秋"，严重影响女性的健康和生活，会出现许多令人烦恼的症状。

（1）起点：绝经过渡早期。与正常月经周期相比，在过去 10 个月内发生过邻近两次月经周期长度相差 7 天或以上的情况，即认为进入更年期。

（2）终点：绝经。40 岁以上女性，在未使用激素避孕、非妊娠期的情况下，停止经期至少 12 个月。绝经是女性更年期的标志性事件，因卵巢功能衰退所导致。绝经是女性一生中的最后一次月经，只能回顾性确定，分为自然绝经和人工绝经。

1）自然绝经：因卵巢功能衰退引起的月经永久停止。

2）人工绝经：因手术切除或医疗终止双侧卵巢功能导致的绝经。

3. 绝经前期 指最后月经前的整个生育阶段。

4. 绝经过渡期 指绝经前的一段时间，即从生殖年龄走向绝经的一段过渡时期，包括从临床或血中激素水平最早出现绝经的趋势开始到最后一次月经。

5. 绝经后期 最终月经以后的生命阶段（图 2-1）。

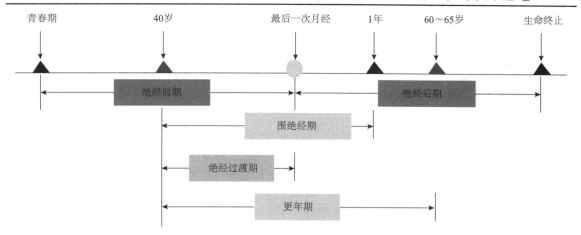

图 2-1　围绝经期各期划界（参考世界卫生组织定义）

当女性进入围绝经期后，女性的卵巢功能开始衰退，雌孕激素开始波动性下降。随着卵巢功能完全丧失，雌孕激素降低到一定水平，就会出现绝经。《素问·上古天真论》提出"七七任脉虚，太冲脉衰少，天癸竭，地道不通，故形坏而无子也"。自然绝经是生理现象，个体表现因人而异。有些人可能不知不觉就平稳度过了围绝经期，有些人可能会发生各种各样的近期、中期和晚期并发症。当女性出现围绝经期综合征的表现时，一定不要想着忍忍就过去了。随着全球老龄化速度的加剧，女性人生的 1/3～1/2 的时间都将在围绝经期和绝经后期度过。如果认为忍忍就过去了，可能伴随余生的将是各种并发症，老年的生活质量难以保障。如果身体出现诸多不适，请一定到医院就诊，寻求妇科、内分泌专科医生的帮助。根据年龄、身体状况、检查结果进行综合评估，制订个体化诊疗方案，从容面对围绝经期的各种不适，预防远期并发症，收获有品质的老年生活。

一、围绝经期综合征

据报道，41～60 岁妇女，血管舒缩症状占 50.9%，神经心理症状占 75.1%，关节腰背痛占 48.0%，皮肤感觉异常占 13.2%。北京协和医院对北京西城区 353 位 40～60 岁身体健康的绝经过渡期和绝经后期妇女进行调查评估结果显示，出现潮热症状占 46.7%，夜汗症状占 32.3%，记忆力下降症状占 84.1%，后腰痛症状占 65.2%，肌肉关节痛症状占 65.7%。

1. 定义　女性在绝经前后，因卵巢功能的逐渐衰退或丧失，以致雌激素水平下降引起的自主神经功能紊乱而导致的一系列躯体及神经心理症状。临床表现各异，症状程度存在明显个体差异。

《现代妇女保健学》将围绝经期症状发生特点归纳为以下 4 点。

（1）围绝经期女性会出现围绝经期综合征的一种或多种症状。

（2）个体差异很大，程度和持续时间亦不相同。

（3）18% 的女性症状持续时间<1 年，56% 的女性症状持续 1～5 年。

（4）并非所有的围绝经期女性都会出现不适症状，10%～15% 的女性症状明显，需要到医院就诊治疗。

2. 绝经发生时间　我国女性的平均绝经年龄为 49.5 岁，80% 女性的绝经年龄发生在 44～54 岁。

调查显示：7.9% 的女性 40 岁之前即开始出现围绝经期症状，12.95% 的女性 60 岁后仍有症状。有 40%～70% 的围绝经期女性会出现不同程度的潮红、潮热、出汗、心慌、易激惹、烦躁等症状，有5%～10% 的女性症状明显，严重影响正常的工作和生活。

二、卵巢激素生理功能

1. 雌激素 研究证明雌激素受体分布广泛，在女性体内的靶器官多达 400 余个，涉及神经系统（下丘脑、垂体）、泌尿生殖系统（子宫、阴道、尿道、盆底）、乳腺组织、内脏（肝、肾、肺）、心血管、皮肤、骨骼等。雌激素能诱导雌激素受体（ER）生成，孕激素也有抑制 ER 生成的作用。

（1）泌尿生殖系统和神经系统

1）子宫：促进子宫肌细胞的增生和肥大，使肌层增厚；增进血运，促使和维持子宫发育；增加子宫平滑肌对缩宫素的敏感性；促进子宫内膜腺体和间质增生、修复；持续刺激可使子宫内膜增生；使子宫颈口松弛、扩张，宫颈管腺体分泌黏液增多，内含的水分、盐类及糖蛋白增加，性状变得稀薄，富有弹性，易拉成丝状，涂片有羊齿状结晶，有利于精子的存活及穿透；促使妊娠子宫颈软化，对前列腺素的敏感性增高。雌激素对于正常妊娠维持、月经形成均有促进作用。

2）输卵管：促进输卵管肌层发育及上皮的分泌活动，加强输卵管肌节律性收缩的振幅。

3）阴道：促进阴道上皮细胞增生和角化，黏膜变厚，并增加细胞内糖原含量，使阴道维持酸性环境。

4）外阴：促使大阴唇及小阴唇发育、丰满，色素沉着及脂肪沉积。

5）卵巢：协同 FSH 促进卵泡发育；雌激素可能调节卵母细胞胞质的成熟，促进颗粒细胞的增殖及分化。

6）膀胱及尿道：增加黏膜的厚度、肌层张力及功能的完整性；增加盆底组织的弹性。

7）下丘脑、垂体：雌激素对下丘脑、垂体有正、负反馈的双重调节作用，控制促性腺激素的分泌。

（2）乳腺：雌激素促使乳腺基质及腺管的生长发育，乳头、乳晕着色；促进其他第二性征的发育；通过刺激垂体催乳素的分泌，促进乳汁生成。

（3）代谢：雌激素促进肝内多种蛋白质的合成，促使体内脂肪分布呈女性分布，并通过刺激肝脏胆固醇代谢酶的合成，改善血脂成分。

（4）骨骼：儿童期雌激素能促进长骨生长，加速骨成熟，使骨骺闭合；成年期能直接促进成骨细胞功能，抑制破骨细胞分化及功能，抑制骨吸收及骨转换。此外，雌激素还能通过促进 $1,25\text{-}(OH)_2$ 维生素 D 的生成，增加肠钙的吸收；促进降钙素的合成与分泌，对抗甲状旁腺激素作用。其综合作用是保持骨量，强健骨骼。

（5）心血管：雌激素可以改善血脂成分；抑制动脉壁粥样硬化斑块的形成；扩张血管，改善血供；维持血管张力，保持血流量稳定等。所以雌激素对心血管有保护作用，可以减少冠心病的发生。

（6）脑：雌激素能促进神经细胞的生长、分化、存活与再生；促进神经胶质细胞的发育及突触的形成；促进乙酰胆碱、多巴胺、5-羟色胺等神经递质的合成。

（7）皮肤：雌激素能使真皮层增厚，结缔组织内胶原蛋白分解减慢；表皮增殖，保持弹性及血供改善。促进皮肤光滑细腻。

（8）精神情绪：雌激素促进女性精神愉悦，具有调节精神情绪等作用。

（9）体重：雌激素促进肝脏高密度脂蛋白的合成，抑制低密度脂蛋白的合成，降低循环中胆固醇水平，调节脂肪的分布，促进水钠潴留。

2. 孕激素的生理作用 孕激素在雌激素作用的基础上发挥生物学效应。

（1）生殖系统和神经系统

1）子宫：孕激素抑制子宫平滑肌的收缩，有利于胚胎及胎儿的宫内生长发育；降低子宫平滑肌的兴奋性及对缩宫素的敏感性；促进增殖期子宫内膜转化为分泌期子宫内膜，为受精卵的着床做好准备；使子宫颈口闭合，宫颈管腺体分泌黏液减少，性状变黏稠，不利于精子穿透。

2）输卵管：抑制输卵管肌节律性收缩的振幅。

3）阴道上皮：加速阴道上皮细胞的脱落。

（4）下丘脑、垂体：孕激素在月经中期具有增强雌激素对垂体 LH 排卵期释放的正反馈作用；在黄体期对下丘脑、垂体具有负反馈作用，抑制促性腺激素的分泌。

（2）乳腺：在雌激素促进乳腺腺管发育的基础上，孕激素与催乳素一起促进乳腺腺泡的发育。

（3）代谢：孕激素促使蛋白分解；竞争性地结合醛固酮受体，促进水钠代谢。

（4）体温：孕激素兴奋下丘脑的体温调节中枢，可使基础体温在排卵后升高 0.3～0.5 ℃。临床上其为判定排卵日期的标志之一。

3. 雄激素的生理作用

（1）生殖系统：自青春期开始，雄激素分泌增加，促使阴蒂、大阴唇、小阴唇和阴阜的发育，促进阴毛、腋毛的生长。但雄激素过多会对雌激素产生拮抗作用，如减缓子宫及其内膜的生长和增殖，抑制阴道上皮的增生和角化。长期使用雄激素，可使女性出现男性化的表现。性激素还与性欲有关。

（2）机体代谢功能：雄激素能促进蛋白合成，促进肌肉生长，并刺激骨髓中红细胞的增生。在性成熟期，促使长骨骨基质生长和钙保留；性成熟后可导致骨骺的关闭，使生长停止，可促进肾远曲小管对水、钠的重吸收并保留钙。

三、围绝经期综合征的发病机制

卵巢功能衰退，雌激素水平降低，是引起围绝经期女性内分泌变化和出现临床症状的主要原因。随着卵巢功能的衰退，机体具有雌激素、孕激素受体的各器官和组织的功能、代谢发生改变，导致早期出现血管舒缩症状、自主神经功能失调症状等；晚期出现泌尿生殖道萎缩症状、骨质疏松和心血管疾病等。

（一）围绝经期的生理变化

1. 绝经过渡期的内分泌变化 绝经过渡期卵泡数目急剧减少，卵巢功能开始衰退，卵巢激素的分泌也相应减少。这些激素包括抑制素、雌激素和孕激素。这也意味对垂体 FSH 的抑制开始减弱，所以 FSH 水平有升高的趋势。然而，绝经过渡期或围绝经期体内激素环境绝非像绝经后女性那样简单而稳定地持续在低雌激素状态，此阶段内的性激素和促性腺激素水平是不稳定的，会发生以下的变化过程。

（1）孕激素相对不足阶段：首先，由于卵巢功能开始衰退，卵巢内卵泡数目减少，卵巢内分泌的甾体激素减少及排卵功能障碍，引起垂体 FSH 的抑制作用减弱，表现为雌激素水平下降，血中 FSH 水平相应升高，孕激素相对缺乏或不足。

（2）代偿性雌激素相对升高阶段：继而，由于 FSH 水平升高，又加快了卵巢内卵泡发育的速度，也就进一步刺激了雌激素的分泌。表现为在卵巢功能开始衰退之后会随之出现的代偿性雌激素相对升高阶段。卵泡发育的加速，导致卵泡期缩短。研究表明，40～50 岁的女性卵泡期明显缩短。

（3）FSH 稳定升高阶段：随着卵泡数目继续减少直至耗竭，卵巢激素的分泌继续下降，FSH 稳定在升高阶段。但此时卵巢中的卵泡已经耗竭，几乎不可能再有卵泡发育成熟，便进入持续性的雌激素低时期，月经最后终止，标志绝经过渡期的结束。

综上所述，在绝经过渡期及围绝经期，几种主要的卵巢激素分泌的规律是：①孕激素不足最早出现，并持续发展至完全缺乏。②雌激素在开始时有所下降，继而可能出现一过性的代偿性相对升高阶段，然后进入长期雌激素绝对缺乏状态。雌激素水平随年龄下降的过程并非呈线性，而呈波动性下降。③FSH 可能有所升高或仍高于正常水平，至卵泡完全耗竭后才基本稳定在升高的状态。

由此可知，绝经过渡期女性的内分泌测定结果呈现多种表现形式：FSH 可以升高、可以正常；雌激素水平可以升高，也可以降低。

2. 绝经后期的内分泌变化

（1）促性腺激素的变化：育龄期女性的下丘脑、垂体与卵巢之间存在周期性的正、负反馈关系。绝经后卵巢性激素明显低下，对下丘脑与垂体的负反馈作用削弱，故促性腺激素 FSH、LH 均有升高，特别是卵泡不再分泌抑制素，不能抑制 FSH，故血中 FSH 值的升高更为明显。绝经后 1～2 年达最高水平。绝经后 2～3 年，血清 FSH 水平较正常育龄期女性卵泡期增加 10～15 倍，LH 水平增加约 3 倍。此后，这两种促性腺激素水平不再上升，并随着年龄的增长而有所下降。绝经十余年后，促性腺激素约下降到最高值的一半。

（2）雌激素：在正常月经周期中，人体内源性雌激素大部分由卵泡颗粒细胞和卵泡内膜细胞分别受到 FSH 与 LH 的刺激而合成与分泌，少数由肾上腺分泌的雄烯二酮在脂肪组织转化而成。绝经后由于卵巢萎缩，循环中雌激素的来源和性质发生了重要改变。最重要的循环雌激素是雌酮，血清水平的均值约为 100 pmol/L。大部分雌酮来自于肾上腺雄激素前身物质在腺外的转化，尤其是雄烯二酮。绝经后血中雌二醇水平明显降低，一般低于 80 pmol/L。

（3）孕激素：正常月经周期中，只有排卵后黄体分泌大量孕酮，绝经后不再排卵，孕酮水平明显降低，仅为正常卵泡期孕酮水平的 30%。

（4）雄激素：雄烯二酮血中含量仅为育龄期女性的一半，主要来自肾上腺（85%），来自卵巢的只有 15%。睾酮在绝经后下降约 20%。肾上腺分泌的去氢表雄酮和硫酸脱氢表雄酮均下降 60%～80%，与年龄增长有关。

（5）催乳素：绝经后催乳素变化水平不大，有人认为 FSH-LH 的升高会使催乳素下降。

（6）促性腺激素释放激素（GnRH）：绝经后 GnRH 脉冲分泌的幅度增加。

（7）抗米勒管激素（AMH）：对评估卵子数量和卵巢储备功能具有重要意义。AMH 来源于卵巢内窦前或窦状卵泡外周的颗粒细胞，抑制早期卵泡的募集和发育是其重要的生理作用之一。在女性的一生中，出生时 AMH 几乎检测不到，出生后逐渐增加，在 9 岁时达到峰值。然后逐渐降低至 14 岁，之后持续增加，至 25 岁达到峰值，随着年龄增长，AMH 随着窦卵泡池减少而下降，并在绝经期迅速下降，直到在绝经后几乎检测不到。血清 AMH 水平随着女性年龄的增长，每年大约降低 0.384 μg/L。研究表明血清 AMH 水平在整个月经周期基本保持稳定。AMH< 0.5 ng/ml 预示卵巢储备低下，AMH< 1.1 ng/ml 预示卵巢储备下降。与 FSH 升高和雌二醇下降相比，AMH 下降能较早反映卵巢功能减退。

（8）生长激素（GH）：随着年龄增长而减少。

（9）甲状旁腺激素（PTH）：随着年龄的增长而增加。

（10）降钙素（CT）：绝经后减少。

（11）β-内啡肽：β-内啡肽及其自身抗体绝经后含量明显降低，容易引起神经内分泌调节功能紊乱。

（12）5-羟色胺（5-HT）：其水平异常，与情绪变化密切相关。

（二）相关系统与器官的变化

1. 生殖系统的萎缩 绝经后女性内外器官随年龄的增加而渐趋萎缩。

（1）生殖器官：是雌激素依赖器官，绝经后会发生相应的萎缩性改变。

1）外阴：表现为阴毛脱落、稀疏，皮肤的弹性纤维退化、干皱，腺体分泌减少，有时伴瘙痒，严重时可以发生皲裂等。阴道外口缩小，大阴唇、小阴唇、阴阜的皮下脂肪减少，黏膜变薄。

2）阴道：阴道黏膜皱襞及弹性组织减少，阴道变窄。阴道黏膜上皮发生萎缩性变化，黏膜变得脆薄，常有毛细血管破损所致不规则点状出血或血性分泌物。阴道上皮细胞内糖原含量减少，阴道内 pH 上升（多为 5.0～7.0），阴道乳杆菌不再是优势菌，局部抵抗力降低，以需氧菌为主的其他致病菌过度繁殖，从而发生感染，如萎缩性阴道炎。

3）子宫：绝经后随着年龄的增加，子宫体逐渐缩小，重量减轻。生育年龄子宫 7 cm × 5 cm × 3 cm，重 50 g，而至 60 岁时减少为 4 cm × 3 cm × 2 cm，重 25 g。子宫肌层也渐趋萎缩，内膜变薄，光滑而苍白，腺体及螺旋血管减少，不再有周期性改变。子宫颈也同时萎缩，黏液分泌少，子宫颈的鳞状上皮层变得很薄，极易受伤出血。鳞-柱交接部常退缩至子宫颈管内，亦有子宫颈管发生狭窄，甚至堵塞，因而发生宫腔积血或宫腔积脓。

（2）盆底组织：正常时盆底肌肉与筋膜在雌激素的影响下，能保持一定张力，从而有助于维持内生殖器的正常位置。在绝经长时间后由于较久的雌激素不足，肛提肌等盆底肌肉张力减低，支撑子宫和膀胱的韧带以及主韧带等结缔组织失去弹性与坚韧度，因此盆底组织弹性日益减弱，支持力下降，可发生阴道前后壁的膨出、子宫脱垂及尿失禁等。

（3）第二性征：随着年龄的增长，出现第二性征的退化，乳房萎缩下垂。与雌激素下降相比，雄激素水平下降较少，少数女性声音变低沉或伴有多毛现象。

2. 泌尿系统的萎缩 随着年龄的增长，泌尿系统的各部分都出现萎缩与退化，绝经后各种退化现象逐渐加重。

（1）肾脏：进入围绝经期后肾脏的重量减轻，在 40～80 岁之间减轻 20%。肾功能单位约减少至原来的 30%～40%，肾血流量减少，每年约减少 1%。肾小管数目减少，功能减退，浓缩功能每十年下降5%，故老年女性往往夜尿增多。围绝经期及老年期肾脏的变化及功能的减退一般无特殊症状，这是由于肾脏具有超强的代偿能力，但如果合并某些疾病如高血压、动脉硬化，以及发生脱水、失血等情况，容易发生代偿不全，导致尿毒症。

（2）膀胱：老年女性膀胱常有憩室及小梁形成，这是逼尿肌肥大及支持组织失去弹性所致，肥大的逼尿肌束网之间形成小蜂窝，有的小蜂窝突出在膀胱之外形成憩室。

（3）尿道：尿道上皮与阴道上皮在胚胎发育上同源，均由泌尿生殖窦衍化而来，都是雌激素的靶器官。老年女性由于雌激素水平下降，尿道上皮变薄，引起萎缩性尿道炎，括约肌弹性消失。

（4）泌尿系统周围组织：老年女性的盆底肌肉松弛，阴道前壁膨出，子宫下垂，尿道周围支持组织变弱，可使尿道及膀胱移位，以致解剖关系改变，膀胱出口关闭不全，尿道后角改变。女性盆底的肌肉和子宫韧带犹如弹簧，维持着子宫在盆腔的中心位置。随着女性年龄的增加，这些肌肉和韧带变得松弛，弹性下降，拉力不够，这些解剖上的改变使膀胱、尿道功能出现许多异常表现。

（5）泌尿功能异常

1）残余尿增加：绝经后膀胱肌肉收缩力下降，残余尿增加。

2）尿频、尿急：绝经后膀胱容量减少。正常妇女膀胱容量为 500～600 ml，老年妇女容量减少250 ml 左右，而且尿液积聚稍超过其容量即会引起不自主膀胱收缩，即感尿意，引起尿频、尿急、夜尿增多。老年女性约 64% 有夜尿症状，每晚要起来排尿数次。

3）排尿困难、灼热等：老年女性虽有这些症状，但检查并无明显感染证据。

4）尿失禁：由于膀胱出口处漏斗样膨出、盆底肌肉的松弛、尿道括约肌张力减弱，以致约有 12%的老年女性出现尿失禁，更多妇女伴有压力性尿失禁。

5）反复发作的尿路感染：由于排尿不畅，有残余尿、尿道黏膜变薄变脆易受损伤，绝经后女性易发生反复发作的尿路感染。

3. 大脑皮质和脑组织的改变

（1）雌激素对认知功能影响的生理学基础：脑是雌激素作用的重要靶器官。雌激素受体（ER）在与认知功能有关的区域广泛分布，如海马、大脑前额叶、杏仁体、苍白球、基底前脑等。雌激素通过与其受体和非核受体结合来调节中枢神经系统功能。

1）雌激素的神经营养及修复作用：雌激素水平升高，可诱导海马 CA1 区椎体细胞产生新的突触和树突。中枢神经元受神经营养因子和雌激素的双重调节。所以，雌激素能促进神经元的再生和修复过程。

2）雌激素调控多种神经递质系统：胆碱能神经元分泌的乙酰胆碱是人类大脑中与学习记忆和认知关系最密切的神经递质。阿尔茨海默病的病理特征之一是胆碱乙酰转移酶活性低下导致乙酰胆碱合成减少。所以，长期缺乏雌激素可对基底前脑、前额叶和海马区域的胆碱能神经元产生负面影响。应用雌激素后可增加胆碱乙酰转移酶活性，提高乙酰胆碱浓度，从而减轻认知功能下降。雌激素还可通过降低血中单胺氧化酶的活性来调节与记忆、学习有关的肾上腺素、5-羟色胺和多巴胺神经递质通路，从而改善阿尔茨海默病患者的临床症状。

3）雌激素增加脑血流量：研究表明，有明显血管病变的痴呆患者，大约半数将会患阿尔茨海默病。雌激素替代疗法不但能预防血管病变的发展，而且对有血管病变的女性能改善组织血流量。

4）雌激素调节脑内 β-淀粉样蛋白代谢：β-淀粉样蛋白在神经元周围沉积形成神经炎斑，其为阿尔茨海默病重要的病理特征之一。β-淀粉样蛋白通过直接的神经毒作用，以及继发于神经炎斑的炎症反应和免疫应答反应，导致神经元细胞的变形和丢失。雌激素无论是在 β-淀粉样蛋白作用前后给予还是同时给予，均可阻断 β-淀粉样蛋白的神经毒作用。

5）雌激素的抗氧化作用：雌激素可减少脑组织神经膜上不饱和脂肪酸的脂质过氧化，减少和延伸神经细胞的衰老。雌激素具有清除氧自由基的作用，对中枢神经系统起保护作用。

6）雌激素调节载脂蛋白 E 的表达：载脂蛋白 E 基因呈多态性，异构体主要有 3 种，即 ε-2、ε-3、ε-4。雌激素可减少 ε-4 的表达，降低血清中 ε-4 的浓度，抑制 tau 蛋白的异常磷酸化，减少 β-淀粉样蛋白的沉积。

7）雌激素维持细胞内钙平衡：细胞内重要信使分子 Ca^{2+} 处于多种细胞信使传递途径的中心位置。雌激素作用于钙通道，促进细胞内 Ca^{2+} 释放，阻止 Ca^{2+} 大量内流，降低神经细胞损伤的易感性，缓解神经元退行性变的进程。

8）雌激素调节葡萄糖代谢：随着年龄的增长，海马结构的葡萄糖代谢下降，但海马的脑细胞对低血糖特别敏感。雌激素通过刺激葡萄糖的运输和摄取，增加脑对血糖的利用，而改善大脑局部的神经元功能。

（2）孕激素的脑保护作用机制

1）影响信号转导通路：β-淀粉样蛋白能致神经元内钙失衡并破坏钙调节，孕酮能阻止钙功能失调，使神经元免受 β-淀粉样蛋白所致的钙失衡和细胞毒性作用。研究证实，雌激素和孕酮对兴奋性毒性有神经保护作用，而合成的孕激素无此作用。

2）神经营养作用：孕激素可以促进神经保护因子的表达，提供神经营养。同时研究发现，孕酮对海马突触传递和突触可塑性有影响。

3）减少细胞凋亡：核因子 κB（NF-κB）被认为与神经炎症和凋亡的起始有关。孕激素治疗后，NF-κB 调节的一些炎症因子的 mRNA 和蛋白均显著降低，也有学者推测孕酮还可能通过膜相关的孕酮结合蛋白而发挥神经保护作用。

4）调节神经递质：孕激素可以影响 γ-氨基丁酸 （GABA）和兴奋性氨基酸 （EAA）神经递质系统发挥作用，抑制 EAA 受体或增强 GABA 受体而起到神经保护作用。生理水平孕激素即可增强 GABA 引发的氯离子流动，迅速改变神经元的兴奋性。因此孕激素可以减轻脑损伤后神经元的兴奋性毒性，减少神经元的凋亡，对脑损伤有保护作用。

5）抗氧化和抗自由基作用：孕酮可减轻脂质过氧化和氧化应激，对细胞膜具有稳定作用，降低炎症因子的释放。

6）对记忆损伤作用的机制：孕酮通过降低在编码期间（识记阶段）杏仁核和梭状回神经反应性，减弱提取期间（再现阶段）梭状回和额前皮质神经反应性，从而损伤面容记忆。然而，孕酮无法调节记住的面容和遗忘的面容之间不同的激活状态，没有影响到记忆过程本身。

四、围绝经期的本质

卵巢中的卵泡耗竭或接近耗竭，加之身体功能老化，引发的激素缺乏相关症状。

卵巢功能的动态衰退引起卵巢储备功能下降和生殖激素的波动性变化，具体有以下表现。

1. 月经出血模式的改变 经期、周期、经量、规律性都有可能发生变化。原来每个月大姨妈光临一次，现在两三个月；原来经期 3～5 天，现在可能缠缠绵绵；原来每次月经来潮出血用 1 包到一包半卫生巾，现在可能就半包。

2. 生育力下降 女性一生中卵细胞的储备在胎儿期已成定局，出生后不再增加。胎龄 6～8 周时，原始生殖细胞不断有丝分裂，细胞数目增多，体积增大，称为卵原细胞，约 60 万个。胚胎 16～20 周时生殖细胞数目达到高峰，两侧卵巢共含有初级卵母细胞 600 万～700 万个。胎儿期卵泡不断闭锁，出生时约剩 200 万个，儿童期多数卵泡退化，至青春期只剩下约 30 万个。女性一生中一般也只有 400～500 个卵泡发育成熟并排卵，绝大多数闭锁退化。出生后卵泡的闭锁退化速度与年龄相关。35 岁以前是生育能力旺盛时期，卵泡数目减少较缓慢。35 岁以后，卵巢储备功能下降的速度明显加快。绝经时卵泡基本耗竭。

3. 绝经症状出现 伴随着卵巢分泌的雌激素水平下降，相应的激素缺乏症状显现，如爱哭爱闹，睡不着觉，抑郁烦闷，潮热出汗等大家看得见的近期症状。

4. 慢性疾病危险性上升 由于长期缺乏雌激素的保护作用，围绝经期女性出现远期症状，如心血管疾病、骨质疏松、老年痴呆等疾病发生率增加，危险性上升。

我们来看一下图 2-2：左边的是年轻女性的内生殖器，右边的图是年老女性的内生殖器。箭头所示的器官由下而上依次分别是阴道、子宫、卵巢和输卵管。大家可以看到年轻女性的阴道有皱襞，说明阴道黏膜有一定厚度和弹性；而年老女性阴道黏膜皱襞消失，阴道萎缩菲薄。年轻女性的子宫内有一层粉红色的内膜，每个月内膜受卵巢激素的周期性作用发生周期性剥脱，因而形成月经，而年老女性子宫内膜也发生萎缩，变得菲薄，不再有月经发生。年轻女性的卵巢相对较大，表面凹凸不平，排卵所致，而绝经女性卵巢缩小变硬，可缩小至原体积的 1/2 左右。年轻女性的输卵管较粗，伞端开口处有许多手指样突起，具有"拾卵"功能；而绝经女性的输卵管也发生了萎缩、变细，手指样突起减少。这些器官都是雌激素的靶器官，由于得不到雌激素的滋养而发生萎缩，功能下降。

年轻女性　　　　　　　　　　　　　　年老女性

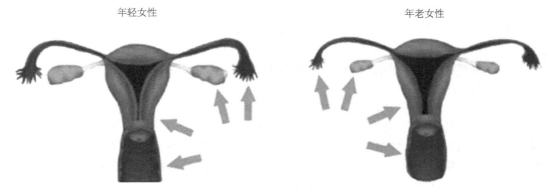

图 2-2 年轻女性和年老女性的内生殖器

五、围绝经期综合征的临床表现

围绝经期综合征的临床表现包括近期症状、远期症状和其他症状。

（一）近期症状

1. 月经异常　月经的改变常常从绝经过渡期开始，其表现形式有以下 3 种。

（1）闭经：10%～15%的女性在 40 岁以后突然闭经，且以后不再来潮，直接进入绝经后期。

（2）月经稀发：65%的女性月经周期逐渐延长，经期缩短，经量减少，渐趋停止。

（3）月经紊乱：10%～20%的女性表现为月经不规则、经期延长、经量增加，淋漓不尽或大量出血不止。月经紊乱为围绝经期常见症状，可表现为排卵障碍性异常子宫出血，若长期流血不止或出血凶猛导致身体虚弱或严重贫血，或伴有其他表现，必要时医院就诊，行诊断性刮宫和子宫内膜病理学检查，以排除恶性病变。

2. 血管舒缩症状

（1）最常见症状是潮热、出汗：常自觉由胸部向面部、颈部发作性烘热感，并伴有皮肤潮红，逐渐漫及全身皮肤。之后可有出汗，汗后可出现畏寒。

（2）潮热发作时间、程度与频率因人而异：轻者仅为晨间出现，重者频繁发作，昼夜均可以发生，并随环境温度增高、情绪激动等因素的影响加重。很有可能前一秒因烘热蹬被子，后一秒又由于畏寒而盖紧被子。潮热、出汗最常见，是围绝经期最有特征的症状。自然绝经发生率＞50%，人工绝经发生率更高。每次发作持续时间 1～3 分钟，历时 1～5 年。围绝经期潮热、盗汗的严重程度与年龄相关，50 岁左右相对发生率高。

雌激素波动下降是血管舒缩症状的主要原因，雌激素波动下降是潮热发生的基础。性激素的剧烈变化使神经递质分泌及功能失调，致下丘脑体温调节中枢功能失常，体温调节区体温调节点范围变窄。核心体温的调控与潮热症状的产生有关。

潮热是女性进入围绝经期后的特征性症状，其发生与雌激素减少有关。血管舒缩平衡失调，功能不稳定，以致血管突然扩张，皮肤血流加速。近年来研究指出，雌激素分泌的下降干扰了神经递质儿茶酚胺的释放，引起多巴胺/去甲肾上腺素的比例改变，影响了 5-HT 的代谢过程及正常分泌，5-HT 系统与 GnRH 神经元、交感神经系统及体温调节中枢关系密切，中枢 5-HT 系统活性增强直接或间接刺激 GnRH 神经元并使体温调节中枢不稳定，导致潮热发作及 LH 释放增加。5-HT 本身为低分子致热原，其分泌增加也使潮热发作。

潮热发作数年后能自然消失，除上述神经内分泌因素外，与自主神经系统功能障碍也相关。当雌激素水平下降时，下丘脑自主神经中枢的副交感神经稳定作用减弱，从而产生反应性交感神经张力过高，对颈交感神经发生作用，产生区域性血管扩张。头、颈、胸、背这些区域的自主神经系统更敏感，因而潮热最为显著。绝经后期，自主神经系统已经逐渐适应，在重新调整下达到新的平衡，潮热症状自然消失。

3. 精神神经症状　围绝经期首次发病，多伴有性功能衰退，主要精神症状是忧郁、焦虑、多疑等，可有以下几种表现。

（1）兴奋型：情绪烦躁、易激动、失眠、注意力不集中、多言多语、大声哭闹等神经质样症状。

（2）抑郁型：抑郁症是围绝经期女性面临的一个严重问题，表现为烦躁、抑郁、焦虑、内心不安，甚至惊恐、自我封闭、固执、缺乏自信、行动迟缓，有内心受挫感及自责自罪感等，严重者对外界冷淡，丧失情绪反应，甚至发展成抑郁性神经症。围绝经期抑郁症是指初次发病于围绝经期，以焦虑不安和情绪低落为主要症状的疾病，属于情感性精神障碍，女性发病年龄多在 45～55 岁。2010 年展开了一项面向全国 22 省市的研究显示，我国围绝经期女性抑郁症的患病率高达 23.8%。

（3）睡眠障碍：45～49 岁妇女中，23.6%存在睡眠困难，39.7%在 50 岁时仍有睡眠障碍，如难以入睡，睡眠不深，经常易醒。绝经后妇女比绝经前多 3.4 倍。围绝经期女性中有 48%存在失眠。睡眠障碍的影响因素，如潮热、忧虑、抑郁，服用咖啡因及低雌激素水平。

睡眠障碍的相关因素包括以下几点：

1）种族、血管舒缩症状、关节炎以及教育与睡眠障碍有关。

2）慢性疼痛及其他与健康相关的情况均对睡眠有负面影响。

3）情绪问题如抑郁、忧虑、精力不支也影响睡眠。

（4）性功能失调

1）绝经过渡期妇女：性功能失调增加，性欲丧失约占30%，性欲降低约占30%。

2）绝经后妇女：性欲下降，阴道干涩，阴蒂敏感、性高潮强度及频率下降。

3）绝经后妇女因缺乏雌激素，阴道干涩、分泌物减少、干燥，造成性交困难，进而对性生活产生恐惧。

一项对438名澳大利亚妇女的研究发现，绝经过渡期女性性功能全面明显下降，性反应低落；围绝经期晚期女性性欲、性交频率下降，性生活不积极，性交疼痛增加。

（二）远期症状

1. 生殖道萎缩症状

（1）绝经后阴道黏膜萎缩，鳞状上皮层次减少，糖原含量下降，乳杆菌明显减少，阴道pH上升，有利于致病菌的繁殖。

（2）阴道黏膜变薄，抵抗力低，易出现萎缩性阴道炎，阴道分泌物增多，有时有血性分泌物，伴有臭味。

（3）子宫脱垂、阴道前后壁（膀胱、直肠）膨出：由于雌激素水平下降，盆底肌肉失去张力，韧带及结缔组织弹性和坚韧度降低，盆底肌变松弛。

2. 尿道萎缩症状

（1）围绝经期女性由于尿道和膀胱的黏膜变薄、抵抗力下降，可反复发生尿路感染，出现尿急、尿频、尿痛症状。

（2）雌激素低下使尿道缩短伴黏膜萎缩性改变，并可导致压力性尿失禁。

3. 骨骼系统症状
对212位45～55岁妇女进行分层整群问卷调查，结果显示围绝经期妇女75.5%有围绝经期相关症状，肌肉骨关节疼痛居于围绝经期症状发生率的第一位。

（1）肌肉疼痛：可能与运动后肌肉乳酸的弥散能力减弱有关。

（2）骨关节疼痛：常在晨间明显，多发生在膝关节。

1）持续性轻微疼痛——常见肩、颈、腰、髋部位。

2）关节附近软组织特别容易发生。

3）肌肉力量下降是原因之一。

4）骨质疏松症也可能引起关节的疼痛。

骨是一种活体组织，在不断地吸收和形成的过程中维持一种动态平衡关系。骨的重建周期是由吸收旧骨的破骨细胞和形成新骨的成骨细胞共同完成。骨的重建是使旧骨不断吸收，并被新骨所取代的偶联过程。完成一个骨的重建周期需要3～4个月，骨的发生和发展从胚胎时期就已开始，出生后持续约20年。在体内任何特定时刻，均有200万处在进行重建（大约是身体10%的骨在进行重建）。重建过程中，破骨细胞（多核的巨噬细胞）吸收旧骨的有机物质和矿物质，然后成骨细胞合成胶原经矿化逐渐形成新骨。20岁之前，骨形成＞骨吸收，骨量增长、骨代谢处于正平衡，30岁左右达到峰值。与年龄相关的生理性丢失始于35岁左右，平均每年骨丢失率为全身骨量的0.3%～0.5%，很少超过1%。女性从绝经过渡期开始骨丢失加速，松质骨更明显，在绝经5～8年内丢失快者每年松质骨丢失率可高达4%～8%，易患骨质疏松症，骨折危险性增加。

雌激素是维持女性一生骨含量的重要激素，雌激素可促使甲状腺分泌降钙素，抑制骨吸收，对骨骼有保护作用。围绝经期女性雌激素缺乏使骨转换增强，破骨细胞活性增强更为显著。骨质吸收增加，导致骨质快速丢失，骨密度下降，出现骨质疏松。围绝经期女性约52%骨量减少，25%骨质疏松，其发生与雌激素下降有关。甲状旁腺激素可刺激骨质吸收，绝经后女性骨质吸收速度快于骨质生成，甲状旁腺功能亢进，骨吸收明显增加，造成骨质丢失及疏松。

骨质疏松症早期可能无特殊症状，部分女性可出现骨痛，或局部压痛或叩痛，但无红肿、热感，可发生骨折，出现脊柱变形（常见驼背）、身高变矮、牙齿松脱等。严重时出现呼吸障碍。

4. 心血管系统症状 随着年龄的增长，围绝经期女性血压、心率和心律变化较大。

收缩压升高和脉压增大，调节血压的能力降低，心率增加，心律不齐，期前收缩、心脏停搏，甚至二联律；心悸，自觉心跳发慌；心前区疼痛等类似心脏病的症状；在绝经前就开始出现症状，绝经后 1～2 年可能是症状高峰期。病人的主观感觉多，从病史合格和各种检查中找不到器质性心脏病的证据。症状的发生常受精神因素影响，症状多而体征少，心功能良好，心电图和运动试验大多正常。

研究发现，绝经是女性罹患心血管疾病的风险因素，表现为以下几个方面。

（1）脂类的改变：①绝经后，女性体内总胆固醇增高；②低密度脂蛋白（LDL）胆固醇升高；③极低密度脂蛋白（VLDL）升高；④LDL-胆固醇的氧化增加；⑤甘油三酯（TG）升高；⑥高密度脂蛋白（HDL）胆固醇降低。

（2）凝血因子的平衡：① 促凝血因子（因子Ⅶ，纤维蛋白原）升高；② 纤溶蛋白因子（抗凝血蛋白酶Ⅲ、纤溶酶原升高）。

（3）机体组成：①体重增加；②身体的脂肪分布趋向中心化。

（4）血管反应：①前列环素生成降低；②内皮素水平增加；③内皮依赖的血管舒张活动受限。

（5）血压：由于机体组成的改变，收缩压和舒张压均升高。

雌激素对心血管具保护作用：①血脂，降低胆固醇和甘油三酯浓度，而升高高密度脂蛋白；②血管壁，抑制动脉粥样硬化斑块的形成；③心血管疾病与雌激素缺乏有直接关系。

5. 糖代谢

（1）胰岛素抵抗增加。

（2）胰岛素敏感性进行性降低。

6. 体形和体重 女性进入围绝经期后体形和体重变化明显：腰围、腹围和体重增加。

（1）这种改变与雌激素减少有关，还与年龄增长、体力下降、活动量减少、热量需要和基础代谢率降低以及体内储存的脂肪相对增多有关。

（2）绝经后女性全身脂肪发生重新分布，趋于向心性肥胖，与雌激素缺乏有关。

7. 认知障碍 根据程度分为以下两种。

（1）轻度：表现为有记忆或轻度的其他认知障碍。表现为反应迟钝，记忆力下降。理解表达能力下降，词量匮乏，说话重复。在与认知功能相关的大脑组织上检测出雌激素受体、雌激素。围绝经期女性出现情绪障碍，可能与这一时期特有的性激素波动有关，在绝经过渡早期，卵巢分泌的抑制素下降，使得垂体分泌的促性腺激素增加，进而雌激素水平正常或者代偿性升高，围绝经期女性表现出精神症状，如抑郁、情绪波动等。到绝经晚期，随着卵巢内卵泡耗竭，体内雌激素水平下降得更低，雌激素在大脑皮质和海马部位的功能减退，出现了认知功能和记忆力受损。体内随机对照神经显像实验表明，年轻女性和中年女性的脑功能受卵巢功能的调节。卵巢激素的急速丧失会增加神经元细胞膜的破裂，而使记忆至关重要的脑区激活功能下降，对多巴胺能、胆碱能及决定较高认知功能和情绪的大脑区域有影响。这一时期，除了激素水平波动这一主要原因外，围绝经期女性面临着一些负性生活事件的影响，如父母去世、子女离巢、即将退休、身体不适等变化，是导致女性出现情绪障碍的重要原因。

（2）重度：就是我们说的远期并发症——阿尔茨海默病。研究发现，33%的 65 岁以上女性可能发展为阿尔茨海默病。雌激素影响神经功能和神经病学疾病。雌激素直接影响神经元和神经胶质，间接影响了脑血管和免疫系统。绝经使雌激素水平降低,一方面引起女性神经内分泌系统发生改变,影响神经递质合成、分泌及受体功能;另一方面,使神经细胞膜功能发生改变,神经突触数目和连接减少,神经的可塑性下降。

1)阿尔茨海默病的重要病理学特征:大量神经元丧失和突触丢失是阿尔茨海默病的重要病理学特征之一。神经细胞随着年龄的增加数目不断减少:40～70岁约减少20%,70岁以上约减少30%,阿尔茨海默病患者减少30%～70%。神经细胞减少具有区域性:脑干细胞减少较轻,而海马旁回、前颞叶及纹状体等区域细胞减少较多。随着神经细胞减少,灰质及白质萎缩,脑回变窄,脑沟增宽,脑室增大,完整性受到破坏,神经元、突触、神经递质等神经系统网络丢失。

Lebrun等对402例自然绝经而未进行激素治疗的健康女性进行横断面研究,绝经时间8～30年不等,结果显示,绝经后高雌二醇、雌酮水平的女性认知功能相对较好,结果与受试者年龄、绝经年龄、绝经年限和体质指数无关。

2)绝经对认知功能管理中枢的影响:YAFFE等对792例70～79岁健康受试者进行为期2年的随访显示,低雌激素水平的老年女性在2年后总体认知功能及词语记忆能力比高雌激素水平者下降更明显。内源性雌激素可能在老年人认知功能维持方面起到重要作用。

3)绝经后雌激素明显下降可能与大脑随年龄发生的重量减轻有关。雌激素变化与认知功能管理中枢形态学变化的关系:大脑容积的大量影像学资料表明,大脑容积随年龄的增长而缩小,完整性受到破坏。这种情况有区域性,以前颞叶、海马及纹状体等为主。MRI显示健康女性在绝经后出现较男性更为严重的海马区和顶叶区的萎缩。美国一项102例绝经后妇女(59～81岁)横断面研究显示,绝经早期启用绝经激素治疗(MHT)比晚期启用海马容积大。北京的一项研究表明,激素替代治疗组从50～87岁各个年龄阶段血雌二醇水平均高于对照组($P<0.05$),并达到正常周期早卵泡期水平。MRI检测发现对照组随着年龄的增长,海马体积曲线呈锐减趋势,而激素替代治疗组下降比较平缓。双侧海马体积占全脑体积之比,激素替代治疗组(0.406 ± 0.028)明显大于对照组(0.369 ± 0.031)($P<0.001$),提示较高水平雌激素可以延缓海马萎缩。

4)阿尔茨海默病女性患者大脑雌激素水平明显降低:在阿尔茨海默病女性死后快速采集其脑组织,发现其脑组织的雌激素的水平明显低于对照组(年龄相匹配的正常女性)。研究表明,60岁之前大脑重量约以每年0.1%的速度减轻,之后速度明显加快。另有数据表明,女性在50岁以后即出现大脑重量减轻,而男性则在60～70岁才会出现。

(三)其他症状

1. 皮肤变化 皮肤是雌激素的重要靶器官之一。女性进入围绝经期后,皮肤变薄、弹性逐渐消失,出现皱纹,特别是暴露处如面、颈、手等部位,口周围与两眼外角由于绝经后胶原蛋白含量下降导致真皮层萎缩。绝经后皮肤胶原蛋白含量与年龄呈负相关。研究观察绝经20年女性皮肤变化结果证实,绝经后最初5年的胶原丢失率为30%,绝经后平均每年的丢失率为2.1%。皮肤干燥、粗糙、多屑、光泽消失,出现色素沉着、老年斑、水肿等,甚至有瘙痒感及皮肤感觉异常(麻木、针刺、蚁行感、温度降低等)。

2. 毛发异常 围绝经期女性脱发,多从前头部开始,向头顶部蔓延,而头部两侧及后枕部多不致脱落。脱发是因为内分泌腺的改变,使毛囊萎缩,毛发逐渐脱落。随着机体的老化,色素形成也逐渐衰退,头发从两鬓开始逐渐变白。

3. 其他器官 进入围绝经期,眼、耳、鼻、牙齿等也开始发生相应的变化。

(1)眼:眼睛的晶状体弹性和睫状肌作用减弱,屈光调节能力减弱,出现视物模糊的"老眼昏花"。

(2)耳:耳朵出现听力减退,平衡功能减退,乘飞机、坐轮船时容易发生眩晕、耳鸣、偏头痛等,多由于围绝经期女性激素水平波动和情绪变化引起。

(3)鼻:鼻黏膜变薄,腺体细胞老化,鼻腔易感干燥,容易发生鼻出血。

（4）牙齿：开始松动、脱落。女性步入围绝经期，由于卵巢功能和雌激素的明显下降，骨骼中的钙质会逐渐丢失，引起牙齿周围的牙槽骨出现疏松和萎缩，其牙龈也会出现退缩，从而出现牙根暴露，导致根面龋、楔状缺损等问题。

第三章 多事之秋

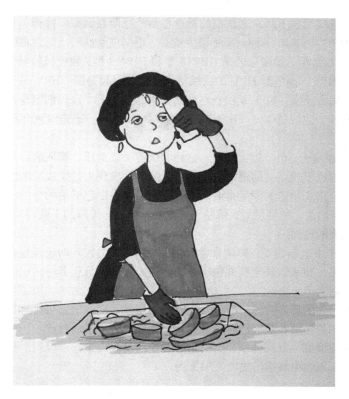

一、围绝经期的诸多不适

围绝经期是女性从成年进入老年期所必须经历的一个生理阶段，亦是女性从生殖功能状态过渡到非生殖期的年龄阶段。伴随着卵巢的衰老，围绝经期女性可能会出现由性激素变化引起的月经紊乱、血管舒缩障碍、神经精神症状等围绝经期表现。研究发现，这一阶段的女性，绝经相关症状发生率高达 78.43%，心血管疾病风险上升 2.6 倍，65 岁以上女性骨质疏松的患病率达 51.6%，绝经女性泌尿生殖综合征患病率达 78.5%，具体临床表现上一章节已经做了详细介绍。

二、恶性肿瘤的多发阶段

女性到了围绝经期，就步入了人生的秋季，正所谓"多事之秋"。除了围绝经期综合征自身带来的诸多不适外，更要警惕各种常见肿瘤的发生，因为围绝经期也是各种肿瘤的多发时段。比如乳腺癌、宫颈癌、卵巢肿瘤、子宫肌瘤等，所以一定做好定期的体检和防癌筛查。

1. 乳腺癌 是女性发病率最高的恶性肿瘤。我国女性乳腺癌发病的中位数年龄是 48～50 岁，恰好是绝经管理的目标人群。需要定期进行乳腺检查。最常见的是乳房自检，可以在洗澡时自我触摸检查，自外上象限开始，比较两侧乳房的对称性，有无硬结、有无分泌物、外观有无异常。建议 40 岁之前，每年做一次乳腺彩超检查。40 岁之后，每年做一次乳腺钼靶检查。如果是高危人群，建议尽早到医院行乳腺磁共振检查，做到早发现、早诊断、早治疗。

2. 宫颈癌　发病率仅次于乳腺癌的女性恶性肿瘤，高发年龄是 50～55 岁。但近年来，在年轻女性人群中，宫颈癌发病率呈逐年上升趋势。多数伴有高危型 HPV 持续感染、过早性生活（＜16 岁）、多个性伴侣、抽烟等行为因素。早期可表现为接触性出血，可以是同房后阴道不规则出血，也可以是妇科检查后出血，出血量或多或少。也有部分人群表现为阴道分泌物异常、阴道异常排液，伴有分泌物异味或者臭味，绝经后出血等。由于宫颈癌筛查技术的普及，得以早期发现和治疗宫颈癌和癌前病变，其发病率和死亡率均明显下降。宫颈癌的筛查包括液基薄层细胞学检查（TCT）和人乳头瘤病毒（HPV）分型检测。HPV 中的 40 多种亚型感染生殖器，根据危险性的高低，将可能导致宫颈病变和宫颈癌的 HPV 亚型称为高危型，最常见的是 HPV16 型和 HPV18 型，致癌风险低的称为低危型。女性一生有 80% 的机会感染 HPV。高危型 HPV 的持续感染，应该引起警惕。HPV 是检测有无可能导致宫颈病变和宫颈癌的高危病毒感染，TCT 是检查在致病因素的条件下，宫颈细胞是否发生异常变化。只要性生活超过 3 年的女性，建议每年做一次 HPV 检测和 TCT 检查，若连续两年检查结果均为阴性，可以间隔 2～3 年检查一次。

3. 子宫内膜癌　好发于 50 岁以上女性，常伴有肥胖、高血压、糖尿病、不孕不育、绝经晚等现象。多数患者前期会出现不规则的阴道出血，绝经后的女性表现为持续或间断性的阴道出血，量一般不多。另外还有可能会出现阴道的少量排液，表现为阴道排出白色稀薄的分泌物，有时还可以是少量的血性白带，或者由于出血、感染刺激，致使子宫收缩，出现一阵阵的下腹疼痛，如果出现这些状况，一定要到医院进行系统的诊治。

4. 卵巢癌　多发于中老年妇女，早期常常无明显症状，多数发现时已经是晚期。主要表现为食欲下降、下腹不适、腹胀、腹水，甚至腹部包块等消化道表现，部分患者可出现消瘦、贫血等症状，功能性肿瘤会出现不规则阴道出血。

围绝经期是恶性肿瘤的多发阶段，建议女性朋友一定要定期体检，每年进行全面的身体检查。如果出现同房后出血、阴道排液、腹痛腹胀、月经失调等现象，应主动就诊，积极治疗。平时注意合理膳食，规律作息，加强锻炼，提高体质，努力去除肿瘤的易发因素。一旦发生肿瘤，争取能够及早发现，及早治疗。如果有家族史或遗传史应更加警惕。

三、退化疾病的起始阶段

围绝经期也是老年女性慢性疾病和骨质疏松、心血管疾病和老年痴呆的起始阶段。高血压、高血脂、高血糖、肥胖、盆底功能障碍、骨质疏松……身体犹如一辆汽车，出生日期就是出厂日期，年轻时代谢旺盛、机体抵抗力强，加之雌激素的保护作用，基本没有什么症状。到了围绝经期，使用了 40～50 年，有无定期体检、适时保养呢？伴随着身体零件的磨损、雌激素的下降、代谢能力的变弱，老年慢性疾病出现端倪。所以围绝经期也是绝经女性保健的关键时期，管控科学就可以收获老年期高品质的生活质量。

四、家庭矛盾的集中阶段

1. 人到中年，压力倍增　围绝经期的女性往往要面对父母的健康不佳或亲人离世的伤感，也会屡屡受到青春期孩子学业负担重、情绪易冲动的挑战，这些又可能加重围绝经期女性身体和精神负担，导致疾病发生或症状加重。同时由于围绝经期女性自身处于易激惹状态，也会影响其与家庭成员之间的关系。

2. 夫妻关系，不易和谐　围绝经期女性由于雌激素低下，生殖器官萎缩，性欲下降，性爱兴趣不高，会影响夫妻关系和谐。此外，围绝经期的情绪变化也会直接影响夫妻相处。如果先生经常选择逃避来避免冲突，反而会给夫妻关系带来负面影响，影响婚姻关系和女性心理疾病的发展。围绝经期的神经精神症状常常伴有失眠、头痛头昏、乏力等躯体不适。心理症状有波动性，并非持续存在，多由躯体不适或负面生活事件（如离婚、丧偶、亲人病故、被解雇）等引发。建议夫妻任何一方遇到问题彼此信任，坦诚交流，共同面对困难。先生仁爱宽厚，主动包容一下妻子身处特殊阶段的情感宣泄，相互关心，一起战胜困难。

五、工作的压力并未减少

女性步入围绝经期，身体力不从心，精力不如以前。年轻同事后来居上，工作压力并未下降。根据 2021 年公布的《中国妇女发展纲要（2011—2020 年）》终期统计监测报告，女性就业人员占全社会就业人员比重的 43.5%。有些女性绝经后仍在工作岗位。《中共中央关于制定国民经济和社会发展第十四个五年规划和二〇三五年远景目标的建议》实施渐进式延迟法定退休年龄。即使已经退休，往往很多女性退而不休，将工作重心从单位转移到家庭，始终没有彻底松弛下来。绝经相关症状与工作压力相互影响，形成恶性循环。40%绝经女性的绝经相关症状影响工作。建议女性朋友无论是否退休，每天都给自己留一点独处时间，彻底放空自己，享受运动，或听音乐、写字、发呆、冥想等带给自己心灵的放松与宁静。

第四章　直面衰老

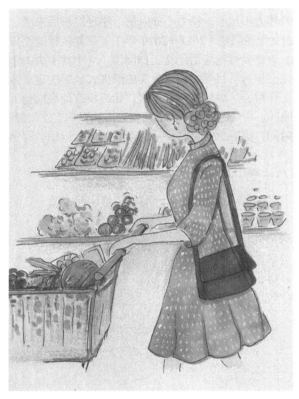

　　生老病死，是每个人都需要直面的问题。根据 2024 年 1 月 17 日国家统计局发布的人口数据，全国总人口 140 967 万人，比上年末减少 208 万人。2000 年中国开始进入老龄化社会，2021 年中国 65 岁及以上老年人口比例达到 14.2%，2022 年度上升到 14.9%，2023 年中国 65 岁及以上老年人口达到 2.17 亿，占总人口的 15.4%，这意味着中国已经进入深度老龄化阶段。而且，这一比例还在不断上升。预计至 2060 年中国老年人口约占 36.2%，2084 年之后，中国老年人口约占 46%。

　　中国的人口老龄化呈现五大特点：①老年人口规模庞大。全球每 4 个老年人中就有 1 个中国人。②老龄化速度快。从 2001 年到 2021 年，只用了 20 年的时间，65 岁及以上人口占比从 7% 增加到 14%，时间短于法国的 126 年、英国的 46 年、德国的 40 年、日本的 24 年。③高龄化、空巢化问题日益突出。2020 年中国 80 岁及以上人口 3660 万，预计 2050 年将增至 1.59 亿，高龄老人可能面临更为严峻的健康问题，空巢老人和独居老人的增长将弱化家庭养老的功能。④老年抚养比大幅上升，养老负担加重。2020 年老年抚养比为 19.7%，预计 2050 年突破 50%，意味着每两个年轻人需要抚养一位老人。抚养老人和养育小孩成本高昂，年轻人两头承压。⑤未富先老。当中国人均 GDP 接近发达经济体下限，但 13.5% 的老龄化程度已经超过中高收入经济体 10.8% 的平均水平，将面临经济增长和养老负担双重压力。国家已经出台了一系列积极应对人口老龄化的政策和措施。比如实施积极应对人口老龄化的国家战略，建设多层次养老保障体系，优化养老服务供给等。但是，作为围绝经期女性，我们又应该如何应对衰老？又将如何面对疾病和死亡？生命最后阶段的尊严如何保障？

　　人生苦短。18 岁之前，我们为能考个好大学奔忙。18 岁之后，我们又为能有个好工作奋斗。与男性不同的是，女性除了工作的负担外，还承载着孕育和分娩的重任，因此对孩子的牵挂更多。孩子长大，我们却发现身体早已不如从前。伴随着器官的老化、行为的僵化、记忆的退化，难道我们只能等待火化吗？不，我们需要直面衰老，认真思考余生该怎么过这个问题。

女性步入围绝经期，直面衰老是一种积极的人生态度。直面是为了正确地认识衰老，顺应生命发展规律，利用现代医学的预防观念和科学管理手段，悦纳身体变化，积极预防疾病，科学应对不适，让围绝经期乃至老年期的生活依旧能够熠熠生辉。实际上，因为时间的相对充裕，这个阶段的生活依旧可以精彩不断。当然，精彩的前提是健康。

世界卫生组织将衰老定义为：衰老是体内各种分子和细胞损伤随着时间逐步积累的过程。著名医学人文作家葛文德认为：衰老是一系列连续不断的功能丧失。美国学者托马斯·杰佛逊将人体比喻成机器，"我们的机器已经运转了七八十年了，可以预料到它将会损坏，这里一个轮轴，那里一个轮子的，现在一个齿轮，下次一个弹簧，都将会出现故障，虽然我们能暂时将其修理好，但终究都是会停止运转的"，让衰老的概念跃然纸上，通俗易懂。

衰老，既是一种生命状态，又与疾病相依共存。衰老与疾病就像两个轨道上行驶的列车，本来各自飞驰，但在生命某个时段，随时可能发生变轨或者并轨。衰老不仅增加疾病的发生概率，而且使疾病的性质和病理过程发生改变。同样的疾病，在年轻人和老年人身上的症状、疗效和转归差别显著。一方面，衰老容易滋养疾病。由于免疫力下降、生理机能减退，机体更易引发一些疾病。由于卵巢衰老、雌激素缺乏导致围绝经期综合征，女性出现月经紊乱、血管舒缩症状、自主神经功能失调症、精神神经症状以及远期心血管疾病、骨质疏松和阿尔茨海默病等。另一方面，疾病可能加速衰老。中国女性的平均绝经年龄是 49.5 岁，如果在 45 岁之前绝经，不论是自然绝经还是人工绝经（由于子宫、卵巢等生殖器官疾病手术切除卵巢和行放疗或者化疗所致的绝经），均称为早绝经，卵巢提前丧失功能，就会更早出现围绝经期综合征症状。女性如果在 40 岁之前出现月经异常、FSH 水平升高、雌激素波动性的下降等卵巢功能减退症状，临床称为早发性卵巢功能不全（POI）。在围绝经期这个特殊年龄阶段，衰老与疾病极易交集，让围绝经期的女性应接不暇。其实，无论身体有无患病，每个人到了一定年龄，生理机能都会毫无例外地处于持续的衰老进程中。当衰老积累到一定程度，通常会落入"无疾而终"的结局。疾病有时在衰老的进程中充当了"扳机"的角色，加速了衰老进程，触发了连锁效应，让身体从多器官衰弱状态逐渐演变成多器官衰竭状态。

生命是一场邂逅，衰老是一个过程。伴随着生命的进程，衰老与日俱增。衰老发生的早晚与身体器官衰老顺序因人而异，但无一人能够幸免。最常见和最突出的表现是全身血管变窄、器官供血不足，逐渐引起各器官的功能下降乃至衰弱。其中，严重的缺血性心脑血管病变则会导致心肌梗死与脑卒中，引起猝死。女性最早衰老的器官是卵巢。由于雌激素具有心脑血管保护作用，当卵巢衰老后，女性罹患心脑血管疾病的概率显著高于同龄男性。延缓卵巢衰老，是女性保持青春的重要任务。

女性全身有 400 多个器官都是雌激素的靶器官。伴随着卵巢衰老，雌激素水平下降，相应的靶器官得不到雌激素的滋养，临床出现月经紊乱、潮热、手脚麻木、心悸、眩晕、头痛、失眠、易怒、抑郁、狂躁等围绝经期近期症状，以及压力性尿失禁、盆腔器官下垂等泌尿生殖症状和心脑血管疾病、骨质疏松和老年痴呆等远期表现。衰老时免疫功能普遍下降，抗感染能力低下，少量的病原微生物入侵就容易引起严重感染。老年女性最常见的萎缩性阴道炎，就是由于雌激素水平下降，阴道微生态破坏，菌群失调，阴道乳杆菌的优势菌群无法发挥作用，而使抵抗致病菌的能力下降所致。如果老年女性同时合并高血压、糖尿病、抗生素滥用等，疾病容易反复。此外，骨细胞、脑细胞都是雌激素的靶器官。正常状态下雌激素维持骨代谢中成骨细胞和破骨细胞之间的动态平衡。伴随卵巢功能衰竭，雌激素水平下降，破骨细胞的作用强于成骨细胞，骨骼变得松脆、易碎。因此，衰老时伴随机体多种激素水平下降，肌肉萎缩无力，骨质疏松，容易摔倒和骨折。衰老时脑细胞数量下降、神经元之间的纤维连接减少，记忆力下降，严重时导致痴呆等精神障碍，失智、失忆也会相继发生。衰老时基因的复制、转录、翻译出错机会增加，错误更易叠加累积，加之人体免疫力下降导致的纠错能力减弱，癌症发病概率大大增加。所以，围绝经期是女性人生的多事之秋，伴随着机体的免疫力下降，精力不济，机体弱化，还是各种疾病的多发阶段。

衰老是一个全面的过程，伴随机体多器官功能的相继丢失，老年人往往合并多种疾病。由于衰老时伴有多个器官功能丢失，且多数无法恢复正常，我们就必须学会与之"和平共处"。比如高血压、糖尿病这些常见慢性病，我们无法治愈，不妨按时服药、适度锻炼、注意饮食、保持心态乐观。直面衰老，就是要通过健康的生活方式预防和杜绝一些不健康的生活方式所致的早衰，在一定程度上延缓衰老。如吸烟、酗酒、暴饮暴食、久坐不动等会加速衰老，而健康的生活方式、合理膳食、适度运动会改善我们的低代谢状态，达到延缓衰老的目的。韩启德院士在《美与衰老》中谈道：年轻时读金庸武侠小说，常感叹书中那些鹤发童颜的武林耆老，不仅身手矫健，快拳劲腿，而且腰腹流转自如，想必不是什么秘籍研读，仙丹随身，而在于寒暑操练，经年不辍。

这些武林耆老能够经年不辍地重复同一件事，身体百炼成钢，意志历久弥坚，山中粗茶淡饭，心中恬静安然。面对同样的衰老情况、生理机能的逐渐丧失，以及随之而至的各种慢性疾病，不同的人应对态度不同。不同的态度取决于其对人生、生命和死亡的理解以及相应的精神状态，由此也影响到晚年生活的质量及衰老的进程。

围绝经期女性，已经走过人生的春夏，见过世面，经过风雨，心智与思想更加成熟，更能懂得人生与生活的真谛。唐朝诗人刘禹锡的《酬乐天咏老见示》这首诗，最能生动地阐述这个道理。诗的上半部分表述衰老的身体状态："人谁不愿老，老去有谁怜。身瘦带频减，发稀冠自偏。废书缘惜眼，多炙为随年。"但到了诗的下半部分，则流露出他真正的精神世界："经事还谙事，阅人如阅川。细思皆幸矣，下此便翛然。莫道桑榆晚，微霞尚满天。"优雅地老去，又何尝不是岁月给予围绝经期女性的馈赠呢？正是因为有了岁月的积淀，我们才能处变不惊，从容应对。

这世界，我来过。我们每个人都自带光芒来到这个世界，为我们的文化与文明添彩。作家史铁生说："我相信每一个活过的人，都能给后人的路上添一丝光亮，也许是一颗巨星，也许是一把火炬，也许只是一支含泪的蜡烛。"无论怎样，无论什么年纪，让我们都去不断追寻最好的自己。曾有人问著名作家金庸先生："人的一生应当怎样度过？"先生回答："大闹一场，悄然离去。"愿围绝经期的每个姐妹都可以优雅地老去，享受岁月给予的美好和康健。

第五章 蝶 变 之 机

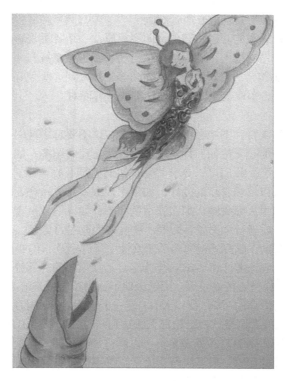

一、正确认识围绝经期

祖国医学《素问·上古天真论》写道："女子七岁，肾气盛，齿更发长；二七而天癸至，任脉通，太冲脉盛，月事以时下，故有子……七七任脉虚，太冲脉衰少，天癸竭，地道不通，故形坏而无子也。"也就是说，七岁的小女孩，天真烂漫，生机勃勃。二七十四岁，豆蔻年华，此时的她，下丘脑-垂体-卵巢轴的抑制作用被解除，卵巢激活，卵巢内卵泡发育、成熟、排卵、黄体生成。伴随着这些变化，卵巢开始分泌雌激素、孕激素，加之生理机能旺盛，内分泌功能协调，子宫内膜因卵巢激素的周期性作用，发生周期性的剥脱，从而形成月经。因为有了排卵，小女孩就有了受孕的可能。七七四十九岁，女性的身体机能下降，卵巢内卵泡耗竭，不再产生和分泌雌激素、孕激素，子宫内膜失去激素的作用，不能增生和剥脱，不再产生月经，因而失去雌激素的作用，女性也就失去了独有的婀娜体态，因为不再排卵，丧失受孕能力，故"形坏而无子也"。

二、主动拥抱围绝经期

围绝经期不请自来，该怎么办呢？我们需要自助和他助。也就是说，既要强大自我（自助），又要争取外援（他助）。强大自我包括正确认识围绝经期和主动拥抱围绝经期。争取外援就是要主动寻求家庭的支持和医生的帮助。

1. 强大自我　首先强调要有一个健康的生活方式，即管住嘴、迈开腿和心里美。生活习惯和饮食结构决定了自然的绝经年龄，戒烟限酒是预防卵巢衰老的根本措施。

（1）管住嘴：合理膳食。多项研究表明，适度的热量控制能够抑制原始卵泡的激活，提高卵巢的储备功能。多吃新鲜蔬菜水果，补充维生素 D，减少不饱和脂肪酸和高蛋白饮食，可以延缓卵巢衰老，推迟绝经的发生。

（2）迈开腿：适量运动。规律适量的运动可以抑制衰老卵巢内抗氧化蛋白的下降、部分酶的逆转、AMH 下降，延缓卵巢的衰老。绝经前规律适量的运动可以推迟自然绝经时间的到来，改善绝经相关症状。绝经后适度的锻炼能够维持女性的心血管健康。

（3）心里美：保持积极乐观的心态。其包括两层意思：一是要重视事业、家庭和自我成长之间的平衡。孩子已经长大，工作已然顺手，愉悦地接纳自己。二是要修身养性，加强自我管理，培养一些年轻时无暇顾及的兴趣，如学琴、绘画、手工、插画等，投入到这些爱好中去，管理自己的身体和情感，去发现生活的闲情逸致，争取无论何时何地，都能从容面对。

2. 争取外援

（1）赢得家人的关爱和支持：围绝经期的女性朋友，请不要忘了您的身后还有家人和朋友。此时的您，可能面临诸多挑战，但是无论如何都请记住：方法总比问题多。如果身体出现不适，我们可以及时就诊；如果心理不够舒爽，我们可以寻求关爱；如果觉得不被需要，我们更要好好地爱惜自己；如果觉得无处倾诉，我们可以培养自己的爱好；如果出现家庭矛盾，您要学会主动调和；事业出现了瓶颈，您需要转变观念；如果夫妻失睦，那么就尽量和解；如果不甘平庸，那么就愉悦接纳自己；如果此刻您还对于曾经的抉择或者行为失望、悔恨，就会失去现在的美好。

（2）主动寻求医生的帮助：国际绝经协会关于女性中年健康及 MHT 的建议如下，为了维持围绝经期和绝经后女性的健康，应该考虑将 MHT 作为综合治疗策略的一部分。整体健康策略包括合理饮食、适量运动、戒烟限酒、保持心情愉悦等。围绝经期不适的本质就是雌激素缺乏，MHT 就是针对雌激素缺乏这一根本原因进行治疗的措施，所以 MHT 是一个病因治疗，同时可以降低患者病死率。MHT 疗效好，单纯改变生活方式或者调整饮食结构都无法达到同样的效果。MHT 的目标就是消除围绝经期的症状、减少远期危害。实施 MHT 益处多多：可以调整月经周期，显著改善抑郁、焦虑等神经精神症状，显著缓解潮热、出汗的症状，显著缓解阴道干涩等不适，可以预防绝经引起的骨质疏松相关的骨折，改善血脂代谢，有益于预防心血管疾病和阿尔茨海默病等神经系统疾病。是否所有有症状的围绝经期女性都需要实施 MHT 呢？这个问题需要医生与女性朋友之间经过充分沟通、综合分析后确定。

三、正向选择激励自己

围绝经期是人生的秋季，究竟是秋风瑟瑟还是秋高气爽？取决于您对自己的态度。"寻寻觅觅，冷冷清清，凄凄惨惨戚戚，乍暖还寒时候，最难将息。三杯两盏淡酒，怎敌他、晚来风急？雁过也，正伤心，却是旧时相识。满地黄花堆积，憔悴损，如今有谁堪摘？守着窗儿，独自怎生得黑？梧桐更兼细雨，到黄昏、点点滴滴。这次第，怎一个愁字了得！"宋代著名词人李清照的《声声慢》，写尽了人生的无奈。46 岁的她，国破家亡，夫君去世，晚景凄凉，一连串的打击让她尝尽了颠沛流离之苦，亡国之恨、丧夫之痛、孀居之苦凝聚心头，难免郁闷感怀。

另一位唐代大诗人刘禹锡，因参与改革朝政，遭遇失败，被贬地方，但他并没有意志消沉，而是选择了人生豪迈。"自古逢秋悲寂寥，我言秋日胜春朝，晴空一鹤排云上，便引诗情到碧霄。"这首《秋词》，表达了作者的乐观心态和坚定信念。

无论世事如何变迁，心之所向，素履以往。对于如约而至的围绝经期，我们需要做出正向选择：正确认识、主动拥抱、积极心态、幸福余生。我们改变不了生命的长度，但是可以改变人生的宽度。我们改变不了卵巢内原始卵泡的数目，但是可以改变自己的生活方式，通过选择 MHT 等方法，改变余生生活质量，优雅地老去，有尊严地活着。

围绝经期不是从此黯然失色，而是蝶变的精彩刚刚开始。

第六章　顺　势　而　为

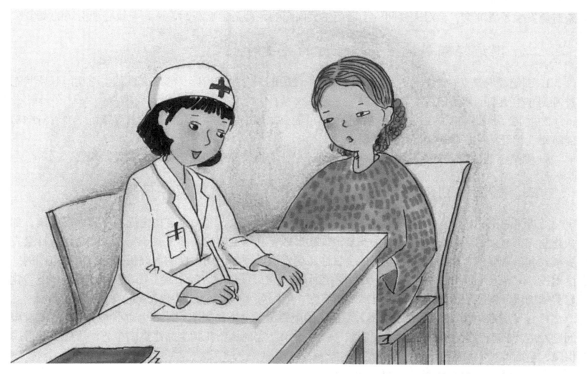

　　什么是衰老？是指生命个体的生理功能随着年龄的增长而逐渐衰退的过程。现代医学对于衰老的研究有几种观点：一是程序性衰老，认为人类的衰老和寿限是由遗传程序，也就是基因决定的，按照基因的编码逐步走向衰老。二是自由基损伤。自由基是机体代谢过程中产生的一类物质，化学性质活泼，氧化还原能力强，能与很多生物大分子，如核酸、蛋白质、磷脂等发生化学反应，导致细胞功能的减退和衰老的发生。三是神经内分泌功能减退。随着年龄的增长，机体的神经内分泌功能减退，神经递质和激素分泌减少，导致机体功能下降。四是不用则废。随着年龄的增长，由于活动减少，引起肌肉逐步萎缩、骨质脱钙，心、脑、肺、肾等各器官系统功能也随之下降。衰老是生命的客观规律，目前围绝经期以及绝经相关的健康问题严重影响绝经女性健康。绝经相关症状的发生率高达 78.43%，65 岁以上女性骨质疏松症患病率达 51.6%，绝经女性心血管疾病风险增加 2.6 倍，绝经女性泌尿生殖综合征患病率达 78.5%。

一、绝经女性同时面临工作和生活双重挑战

1. 工作挑战

　　（1）中国女性就业率高：2021 年的《中国妇女发展纲要（2021—2030 年）》终期统计监测报告表明，女性就业人员占全社会就业人员的比重为 43.5%。

　　（2）女性绝经后仍在工作：《中共中央关于制定国民经济和社会发展第十四个五年规划和二〇三五年远景目标的建议》实施渐进式延迟法定退休年龄。

　　（3）绝经相关症状与工作压力相互影响，形成恶性循环。40%绝经女性的绝经相关症状影响工作。

2. 生活挑战

（1）人到中年：围绝经期女性一方面要常常面对更加年迈的父母身体健康状况不佳或过世；另一方面又需要面对青春期孩子的躁动和情绪波动，这些因素有可能加剧她们本身就已经日益疲惫的身体和极易激惹的心态，影响与家庭成员的关系。

（2）夫妻关系：围绝经期的女性由于受绝经相关症状困扰，情绪波动大。如果丈夫经常选择逃避来避免发生矛盾冲突，会对夫妻间的沟通产生负面影响，甚至影响婚姻关系和导致心理疾病的发生。

二、围绝经期是绝经女性保健的关键时点

1. 围绝经期是女性从成年进入老年期所必须经历的一个生理阶段，亦是女性从生殖功能旺盛状态过渡到非生殖期的年龄阶段。

2. 伴随着卵巢功能的进程，围绝经期女性可能会出现由性激素变化引起的月经紊乱、血管舒缩功能障碍、神经精神症状等围绝经期表现。

3. 围绝经期也是老年女性慢性疾病如骨质疏松、心血管疾病和老年痴呆的起始阶段。

三、国家规划纲要指导意见：全生命周期健康服务保障

习近平总书记提出：要把人民健康放在优先发展战略地位，努力全方位全周期保障人民健康，加快建立完善制度体系，保障公共卫生安全，加快形成有利于健康的生活方式、生产方式、经济社会发展模式和治理模式，实现健康和经济社会良性协调发展。围绝经期女性的保健正受到全世界范围的广泛重视，世界卫生组织已将提高晚年生活质量列为 21 世纪促进健康的三大主题之一。随着全球老龄化趋势的加快，国家层面也出台了相应措施，实施积极应对人口老龄化的国家战略。

1.《"健康中国 2030"规划纲要》 全民健康要覆盖全生命周期，针对生命不同阶段的主要健康问题及主要影响因素，确定若干优先领域，强化干预，实现从胎儿到生命终点的全程健康服务和健康保障，全面维护人民健康。

2.《中国妇女发展纲要（2021—2030 年）》

（1）妇女平等享有全方位全生命周期健康服务，健康水平持续提升。

（2）建立完整妇女全生命周期健康管理模式，针对青春期、育龄期、孕产期、更年期和老年期妇女的健康需求，提供全方位健康管理服务。

3.《国家积极应对人口老龄化中长期规划》 积极推进健康中国建设，建立和完善包括健康教育、预防保健、疾病诊治、康复护理、长期照护、安宁疗护的综合、连续的老年健康服务体系。

4.《国家卫生健康委关于印发"十四五"卫生健康标准化工作规划的通知》 全面推进健康中国纲要、实施积极应对人口老龄化国家战略，统筹推进常态化疫情防控和经济社会发展，需要切实发挥标准的引领、规范、支撑、保障、联通作用，以严标准守住安全底线，以高标准提升质量水平，为人民群众提供全方位、全周期的健康服务。

5. 党的二十大报告指出：坚持人民至上、生命至上

（1）推进健康中国建设：实施积极应对人口老龄化国家战略，发展养老事业和养老产业，优化孤寡老人服务，推动实现全体老年人享有的基本养老服务。

（2）促进优质医疗资源扩容和区域均衡布局，坚持预防为主，加强重大慢性病健康管理，提高基层防病治病和健康管理能力。

四、重视围绝经期保健，提升老年生活质量

由于女性的一生中将有超过 1/3 的时间在绝经中度过，促进围绝经期女性健康，延缓老年疾病的

发生，为老年健康打下基础。对围绝经期相关问题重视不够、处理不当，都会影响到女性更年期、老年期的生活质量，甚至生命健康。国家卫健委鼓励各级妇幼保健机构设置更年期门诊，促进更年期保健专科建设，对更年期妇女提供健康状况的筛查评估，营养、心理、运动咨询，激素测定和骨质疏松诊治，盆底功能评估及康复，个体化健康教育等服务，不断提高更年期女性生活质量。

所以，围绝经期女性能做的就是对自己的身体情况有清楚的认知，直面围绝经期的各种问题，勇敢拥抱人生阶段的新挑战。围绝经期女性的家人也要理性看待她的身心困扰，伸出热情的双手，助她一臂之力！各位姐妹自己更要积极响应国家的战略，遇到问题及时就诊，不要不理不睬，给自己的余生埋下隐患。

第七章　悦 纳 自 己

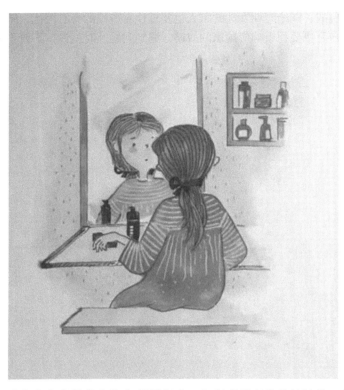

　　女人的前半生和后半生会有很多人生大事要完成，会完成很多身份的转换。但是，无论哪一种身份，都要记得：进一寸有一寸的欢喜，退一步有一步的人生。既能在繁华都市，牵着爱人的手，走过岁月的长河，也能在山野流水间，看桥上绿叶红花，住桥下流水人家，这头是青丝，那头是白发。做怎样的事，选择怎样的自由，决定着你成为怎样的人，去赢得怎样的爱与人生。热爱生活的人，也会被生活宠爱。

　　对于女人，最重要的是，爱自己才是终身浪漫的开始。

　　十年前，我有幸看到了新加坡作家尤今女士写的散文《情怀》。初读文章，感觉她用"少女""少妇""徐娘""老妪"形容女性的一生准确生动，文笔清新隽永，告诫自己今后无论身处何地，年龄几何，内心都要丰盈充实、乐观自信。随着自己和身边的朋友逐渐步入知天命的年纪，芳华悄然逝去时，对于"徐娘"和"老妪"的领悟又深邃了一些。

　　尤今女士将情怀女人的一生分为四个阶段：少女、少妇、徐娘和老妪。她将少女情怀比喻为诗，生活在少女眼中，是溪流、云朵、鲜花，色彩绚烂，如诗如画。她将少妇情怀与散文媲美，生活的柴米油盐使少妇变得精明能干，成熟踏实。少妇将生活写成散文，散发出泥土朴实的芬芳。随着孩子渐渐长大，少妇变成徐娘。丰富的社会阅历教会徐娘沉着应对生活的能力、化解宿怨的妙招、临危不惧的气度和开朗豁达的胸襟。徐娘阶段，白发初露，皱纹未长，女人的外貌与内心世界一样妩媚动人。徐娘在作家眼中，更像小说，人人都想追读。孩子慢慢长大、成家、立业，徐娘一跃升级为祖母，听到别人背后悄悄称她为"老妪"。老妪情怀好比论文，尽管初读起来沉闷枯燥、晦涩难懂，没有几个人喜欢读。但是，倘若有人愿意耐下心来，细细地读、慢慢地品，绝对能从那些闪着光芒的字字句句中，读出一股隽永难忘的韵味来……

女性的一生分为六个阶段：新生儿期、儿童期、青春期、育龄期、围绝经期和老年期。每一阶段各具自身特点，承载相应使命，散发独特魅力。如果用四季更迭比喻女性的一生，儿童期和青春期可谓之春，春姑娘所到之处，生机勃勃，孕育希望。随着女性性腺轴的成熟和稳定，女性迎来了育龄期，此刻体内的雌激素水平达到女性一生的高峰，表现为皮肤光滑细腻、头发浓密丰盈、身形婀娜多姿、动作柔美挺拔等，极具女性魅力。此刻的她，正如夏的热烈奔放、郁郁葱葱。伴着夏的脚步，女性迎来了围绝经期。随着卵巢功能的逐渐衰退，女性的身体功能日趋下降，牙齿开始松脱、头发赫然花白、皮肤出现皱纹、身形不再曼妙……围绝经期带给女性一系列的变化：由皮肤到骨骼、从躯体到心灵。无论是否事业有成、是否生活如意、是否家庭幸福……围绝经期就在那里，挥之不去。不管心理如何排斥、情感如何拒绝、时机是否适宜、身体是否愿意，围绝经期就在那里，无法躲避。围绝经期就是人生的秋季，有收获的幸福，更有逝去的感伤。日子在飞，当我们走过秋的萧瑟，便迎来了冬的和煦。此刻的她，卵巢功能衰竭，芳华已然逝去，身体功能老化，健康成为问题……除了一颗岁月洗涤的心灵外，可能还有时间留下的伤痛。

对于我们无法躲避却又挥之不去的围绝经期，难道只能咬牙坚持吗？面对日趋老化的身体，我们只能任其摆布吗？这个阶段，我们的身体到底出现哪些问题？又将如何去科学应对？我认为需要以下几个方法：

首先，需要转换思维。不要去考虑为什么女性这个阶段是多事之秋，内心焦虑，惶惶不可终日。既然围绝经期无法躲避，那就愉快地与育龄期的自己告个别，冷静地告诉自己：人生又要升级了。这一阶段，要对孩子放手，也给自己自由。这个阶段是迎接老年阶段的关键时期，如何才能给自己一个健康幸福的老年生活？每个妈妈都爱孩子，围绝经期的我们，怎样做将来才不会成为孩子的负担？每个人，都是自己健康的第一责任人。我们需要了解自己身体的变化、需要寻求外界的帮助的同时，更需要拥有一颗强大的内心。了解自己，掌控自己，充实自己，善待自己。我们想要的晚年生活只能自己给予。在这个过渡的关键时期，我们只有做好了相应的管控措施，才能轻松拥有幸福的晚年生活。

其次，停止精神内耗。这个阶段，身体的各种变化已经让我们应接不暇，就不要再给自己更多的精神内耗。对于自己能够改变的事情和不能改变的事情要有清晰的思考及判断。能够改变的事情，我们要根据情况对症下药，制订详细的计划，按照计划实施，循序渐进就好，剩下的就交给时间，一定会达到自己的目标，如体重管理。对于我们无法改变的事情，就要学会放下。如果实在难以放下，就要通过游泳、跑步、健身等运动来给情绪一个宣泄的出口。我们需要情绪智慧来帮助管理情绪，对于孩子，我们也需要有清晰的认知。母亲心灵宁静，孩子也会淡定从容。对于青春期的孩子，我们需要理解、鼓励和引导。家长的放手，是对孩子的理解和尊重。

最后，事情纷繁复杂的时候，需要分清轻重缓急，理顺处理顺序。重要的事情优先做，次要的事情回头做。不要想着全部做完，同时处理很多事情，这样往往可能一件也做不好。高效优质地完成一件事情，也能让我们获得成就感和自信心，增加生活的幸福感和满足感。

当围绝经期的女性用愉悦的身心、优雅的灵魂、科学的态度和负责的精神来面对人生的秋季时，就会发现这个阶段，一样可以熠熠生辉！

第八章　卵巢早衰

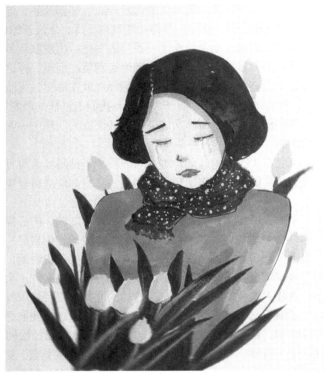

中国女性开始进入围绝经期的平均年龄为 46 岁，绝经的平均年龄在 48～52 岁，约 90% 的女性在 45～55 岁绝经。40～45 岁之间绝经称为早绝经。如果 40 岁之前出现卵巢功能减退，并伴有不同程度的低雌激素症状，表现为闭经、不孕、潮热出汗、烦躁易怒、失眠多梦、关节酸痛、皮肤粗糙、记忆力减退等，称为卵巢早衰（POF）。女性在 40 岁以前出现的卵巢功能减退，主要表现为月经异常、FSH 水平升高、雌激素波动性下降，称为早发性卵巢功能不全（POI）。POI 的发生与遗传、环境、不良生活方式、免疫系统疾病等多种因素有关，部分不能明确病因者为特发性 POI。女性的卵巢功能减退是一个逐渐进展的过程，POI 是卵巢功能减退至一定阶段所发生的疾病状态，与之相关的另外两个疾病状态分别是卵巢储备功能减退（DOR）和卵巢早衰。DOR 指卵巢内卵母细胞的数量减少和（或）质量下降，伴 AMH 水平降低、窦卵泡数减少、FSH 升高，表现为生育能力下降，但不强调年龄、病因和月经改变。卵巢早衰是指女性 40 岁以前出现闭经、FSH＞40 U/L 和雌激素水平降低，并伴有不同程度的围绝经期症状，是 POI 的终末阶段。

POI 影响 3.7% 的 40 岁以下女性，也是女性不孕的常见原因。POI 的病因呈现多样化，可能由自发的遗传缺陷或自身免疫病、感染或医源性因素引起。国内山东大学陈子江院士课题组对 790 名散发性 POI 患者进行初步评估。POI 的诊断基于欧洲人类生殖和胚胎学会（ESHRE）相关指南：①40 岁之前至少 4 个月月经稀发或闭经；②FSH 水平在两次检查中均＞25 U/L，间隔超过 4 周。在排除存在染色体异常和其他已知非遗传性原因的 POI 患者（包括自身免疫病、卵巢手术、化疗和放疗），最终纳入病例为 1030 名 POI 患者，其中包括 120 例原发性闭经患者和 910 例继发性闭经患者。在继发性闭经患者中，月经稀发或闭经发作的平均年龄为 22.2 岁。经过全外显子组测序研究，量化了 95 个已知 POI

致病基因中致病变异对 POI 的贡献率，确定了 20 个新的 POI 候选基因，描绘了这种疾病的遗传概览。绘制卵巢功能有差异的个体（如卵巢储备减少、早期更年期和 POI），可能有助于理解生殖衰老中的共同遗传因素。卵巢早衰病因目前尚不明确，可能与先天遗传因素、医源性因素，以及后天的免疫、环境、情绪、精神因素等相关。不良生活方式和嗜好也会影响卵巢功能。

目前为止尚无明确的治疗措施能够延缓卵巢衰老和恢复卵巢功能，现阶段主要以激素补充治疗为核心，以减少低雌激素对女性的近期和远期影响。可综合考虑患者具体情况如年龄、病因、有无生育要求等因素同时辅助其他治疗措施（如生育力保存、辅助生殖技术、免疫治疗、干细胞治疗等）。目前发现很多染色体和基因缺陷与 POI 有关，对于可能有家族遗传史的 POI 人群应进行遗传咨询，检测相关基因及染色体变异，筛查高危人群，提前制订器官功能保护策略。因此，需要根据家族史和遗传学检测结果评估遗传风险，帮助其预测可能的绝经年龄，制订生育、工作、生活计划。对于携带致病基因的年轻女性建议尽早生育或进行生育力保存，同时对于其女儿进行遗传咨询，做到早发现，早规划。

《科学》杂志将卵巢衰老比喻成女性机体衰老的起搏器，是多个器官衰老的始动因素。因此，卵巢衰老的早期识别和适时干预具有极其重要的意义。健康的生活方式如平衡膳食、充足睡眠、适度锻炼有助于卵巢功能的改善。POI 和围绝经期女性都应该在激素补充治疗的基础上调整生活方式，降低远期风险。

一、戒烟限酒和适度锻炼

针对年龄性因素和行为学因素导致的卵巢衰老。改变生活方式和行为习惯是最理想的防治策略。研究表明，生活习惯和饮食决定了自然绝经的年龄。戒烟限酒是预防卵巢衰老的基本措施。规律且适量的运动可以阻碍衰老卵巢内抗氧化蛋白的减少，以及部分性逆转 AMH 水平的下降，延缓卵巢衰老。

1. 戒烟　对女性的生殖功能有不良影响，损害卵巢储备功能。环境中的邻苯二甲酸盐、双酚 A、杀虫剂和烟草是报道最多的降低卵巢功能的物质，会导致卵泡耗竭加剧，绝经年龄提前；而且可能从出生前到成年期的不同时期均有影响。此外，烟草对于卵巢功能的影响似乎呈现剂量依赖关系，不仅当前吸烟与早绝经显著相关，而且吸烟中暴露量（每天吸烟数量和吸烟时间的乘积）与早绝经呈正相关，在最高剂量下，患病率几乎翻倍。绝经前 10 年以上停止吸烟者可显著降低早绝经的风险。国外研究证实，不仅是直接吸烟对女性的生殖功能有影响，间接烟草暴露也与早绝经相关。烟草对卵巢功能明确具有负面影响，女性朋友不仅要戒烟，还要远离二手烟环境。

2. 限酒　研究显示，与从未酗酒的饮酒者相比，每周"豪饮"2 次或以上的女性其 AMH 水平降低 26%，卵巢功能明显受损。大量饮酒可直接损伤卵巢引起卵巢皱缩，窦卵泡数量减少。英国两项前瞻性队列研究结果显示，女性在刚过 30 岁时适度饮酒与降低早绝经风险相关。国内学者研究影响中国女性自然绝经年龄的潜在可改变因素亦发现，偶尔饮酒的女性绝经年龄更有可能推迟。饮酒与卵巢功能之间的相关性需要综合考虑饮酒量和饮酒时间，少量饮酒可能对卵巢功能有一定的保护作用，但年轻女性切不可大量饮酒及酗酒，以免导致 POI 的发生。

3. 运动　规律、科学的运动能够改善总体健康结局，尤其对代谢有益，能显著延缓代谢相关疾病如心脑血管疾病与糖尿病等疾病的进程，并降低其发生率和致死率。运动对生殖的影响是双向的，长期规律的中等强度的运动可以保护卵巢功能、延缓卵巢衰老，但长时间高强度运动可能增加氧化应激、影响卵巢功能。从中医角度来说，缺乏运动可致气机不利；但盲目大量运动，或致大汗伤阴，均不利于卵巢功能的保护。英国两项前瞻性队列研究调查了女性 45 岁前自然绝经的危险因素发现，女性在刚过 30 岁时定期锻炼和适度饮酒与降低早绝经风险相关。绝经前，规律且适度的锻炼可以推迟自然绝经的到来、改善绝经期相关症状；绝经后适度锻炼仍能维持女性的心血管健康，预防骨质疏松和心血管疾病的发生。但是过量运动可能导致排卵频率减少，子宫内膜生长不良，闭经和不孕。因此，运动是把双刃剑，恰当合理的运动才能对卵巢储备功能有积极作用。

二、热量限制和饮食补充

1. 热量限制　良好的饮食习惯能维持热量和代谢的平衡，对卵巢功能有调节、保护的作用。热量限制是在提供生物体充分营养成分如必需氨基酸、维生素等，保证生物体不发生营养不良情况下，限制每日摄取的总热量。它是迄今为止最为有效的衰老预防方式，已在多个物种证实其可显著延长最长寿限，推迟和降低老年相关疾病的发生。动物实验显示，热量限制可以抑制原始卵泡向发育中卵泡的发育过程，延长卵泡的整个生长期，以保持生殖细胞的储备，从而延缓卵巢衰老。POI 患者的体重、BMI、腰臀比和体脂相关指标较健康对照组明显增高，雌激素水平较低的 POI 患者蛋白质和肌肉量明显低于雌激素较高者。另有研究显示，卵巢早衰患者下肢力量、下肢肌肉分布系数均降低，腰围、臀围增加。POI 患者的这种体质成分和肌肉的改变与其远期健康如代谢综合征、心血管疾病和骨质疏松等风险增加相关。所以，对 POI 患者应强调在平衡膳食的基础上补充优质蛋白，适当限制热量，保持正常体重；但也不能过度减重。研究显示，低体重指数（BMI<18.5 kg/m^2）与早绝经相关。适度的热量限制 （25%～35%）能抑制原始卵泡的形成，提高卵巢储备功能，延缓卵巢衰老的发生。

2. 饮食补充　《中国居民膳食指南（2022）》推荐的健康饮食：坚持谷类为主的平衡膳食模式，每天摄入 12 种以上食物，每周 25 种以上，合理搭配。每天摄入谷类食物 200～300 g；每天摄入新鲜蔬菜不少于 300 g，新鲜水果 200～350 g；各种奶制品摄入量相当于每天 300 ml 以上液态奶；鱼、禽、蛋类和瘦肉摄入要适量，平均每天 120～200 g；成年人每天摄入食盐不超过 5 g，烹调油 25～30 g，糖不超过 50 g，酒精量不超过 15 g；足量饮水，少量多次，成年女性每天饮水 1500 ml。

多吃蔬菜水果、补充维生素 D、减少不饱和脂肪酸的高蛋白饮食，可以延缓卵巢衰老，推迟绝经的发生。另外，适量饮用咖啡、茶和葡萄酒，也可以延缓卵巢的衰老。茶和咖啡中含有的多酚类物质是一种强抗氧化剂，可以清除人体代谢中产生的自由基，葡萄酒中含有的白藜芦醇可以抑制原始卵泡池的激活、减少卵泡闭锁，从而达到保护卵巢储备、延缓其衰老的目的。

三、保证充足睡眠

人的一生中有 1/3 的时间在睡眠中度过，充分有效的睡眠可以帮助身体恢复正常的生理功能，而睡眠障碍会扰乱人体的生物钟，导致下丘脑-垂体-卵巢轴功能紊乱从而影响生殖功能。动物实验发现，24 小时光照 4 天、8 天、12 天后，小鼠的卵巢 DNA 损伤增加，细胞凋亡增加，卵巢卵泡总数减少，LH、FSH 水平升高，提示卵巢功能受损。一项持续 22 年的随访研究发现，在过去 2 年内值夜班工作 20 个月及以上的女性绝经年龄提前的风险显著高于不上夜班的女性，这种风险在 45 岁前绝经的女性中更高。另一项对 43 例特发性 POI 患者诊断前不良生活事件的调查发现，大多数参与者报告了睡眠问题，包括失眠、生活压力事件导致的睡眠不佳、熬夜（通常在午夜后入眠）和夜班，提到的最常见的睡眠障碍是由压力生活事件引起的睡眠不佳（包括睡眠不规律、睡眠不足或睡眠质量下降）。从动物实验到人群研究，均提示扰乱昼夜节律、睡眠障碍可能加速卵巢衰老，从而导致 POI 的发生。而 POI 患者因雌激素下降易发生血管舒缩症状、情绪障碍等，会进一步加重睡眠障碍，形成恶性循环。国外学者通过问卷调查评估 62 例 POI 患者和年龄相匹配的对照组女性的睡眠障碍、焦虑、抑郁和疲劳严重程度，结果显示 POI 患者比健康女性更容易出现睡眠质量差、失眠和抑郁。因此，睡眠障碍与 POI 互为因果，可形成恶性循环，临床也会遇到经常熬夜的女大学生卵巢储备功能低下。所以女性朋友应该保证充足的睡眠，让身体有充分的时间休息以恢复其正常生理功能，尤其对年轻女性来说更为重要。

随着现代生活节奏的加快，工作及学习的压力增大及各类电子产品的应用，年轻人群的睡眠时间越来越短，睡眠障碍的发生率越来越高。《中国睡眠研究报告 2022》显示，我国多数居民在 22～24 时入睡，64.75% 的居民每天实际睡眠时长不足 8 小时。报告建议应该 22～23 时入睡，睡眠时间最好能维持在 7～8 小时。充足有效的睡眠不仅仅是指睡够 8 小时，而是需要顺应人体的自然规律，即"日出而作，日入而息"的自然节律性。中医养生强调的"春生、夏长，秋收、冬藏"意味着人的活动要遵循自然规律，做到顺应天时，天人合一，保持机体与自然的平衡，才能有利于身体的各种生理需要，如此才能气血畅达，健康长寿自然而来。

四、避免接触有害物质

目前尚无证据表明产前筛查可以预防遗传性因素导致的卵巢早衰。针对 DNA 突变、表观遗传修饰、端粒及端粒酶的改变、线粒体 DNA 缺失等原因导致的卵巢早衰，目前仍无比较好的防治策略。而针对环境因素导致的卵巢衰老，避免长期暴露于污染的空气、减少被动吸烟的频率、尽量少接触富含环境内分泌干扰物的化学物质可能是比较好的措施。

近年来，化疗性卵巢损伤已受到多学科肿瘤医生的高度重视，并开展了许多相关探索。现有的保护措施主要有胚胎冷冻保存、成熟卵母细胞冷冻保存、卵巢组织冷冻保存和再植入、促性腺激素释放激素类似物等。这些保护措施，由于成功率低、疗效不确切、适用范围窄、多为有创操作、可能耽误化疗和导致继发性癌症等，目前临床应用非常有限。降低放疗所造成的卵巢损伤主要有以下两种方法。

（1）遮挡法：在能够遮蔽放疗对卵巢的辐射时，可以使用遮挡法保护卵巢功能。

（2）卵巢移位术：当不能遮蔽卵巢时，可考虑手术使卵巢远离辐射场，这种手术被称为卵巢移位术。卵巢腋窝移植在哈佛大学有少量成功案例报道，我国报道也不多。2021 年 3 月 12 日，四川省人民医院在妇产科、超声科、器官移植中心、乳腺外科、辅助生殖医学中心等多学科协作下，为 29 岁的宫颈癌患者实施了一侧卵巢腋窝移植术，一侧卵巢冷冻移植。将卵巢组织进行低温冷冻保存，在肿瘤治疗后，于合适的情况下再将组织和细胞植入体内，不仅能改善患者生理周期，也为患者以后生育提供可能。

五、保持身心愉悦

社会心理因素在卵巢衰老的发生发展中扮演着重要角色。随着生活节奏的加快，现代女性工作和生活压力较大，易产生紧张、焦虑、忧伤、恐惧等负面情绪。研究表明，慢性社会心理应激可引起高促性腺激素状态，抑制卵巢功能，导致卵巢衰老的发生。而 POI 患者雌激素水平降低，容易出现焦虑、抑郁等症状，同时由于不孕、POI 对远期健康影响的不确定性、长期服药以及其他引起 POI 的原发疾病的影响，也容易使 POI 患者出现不良情绪。社会心理支持可以缓解患者的焦虑和压力情绪，进而减缓卵巢功能的衰退。因此，女性应该保持良好的心理状态，以免因心理应激导致 POI 的发生。已经发生 POI 的女性应学会自我调节，保持乐观心态，以积极的态度面对疾病，家庭成员要多给予关心并及时疏导其不良情绪。因此，对于广大女性而言，正确认识卵巢衰老，保持健康乐观的心态对于预防卵巢衰老具有重要意义。

六、提高警觉意识

POI 患者更早的以及更长时间的雌激素缺乏导致其患骨质疏松症、心脑血管系统疾病、认知功能障碍等的风险较正常年龄绝经女性更大。因此，对 POI 患者除了定期常规体检外，还应动态监测骨密度以早期发现骨量减少和骨质疏松，对于骨量减少者进行激素替代治疗及钙、维生素 D 的补充和生活方式调整，预防骨质疏松症的发生；对于已经发生骨质疏松症的 POI 患者，可同时采用其他抗骨质疏松药物治疗。应至少每年检测体重、血压、血脂、血糖、糖化血红蛋白等，综合其他风险因素评估心血管疾病的风险。虽然早期开始 HRT 对认知功能下降有一定预防作用，但在治疗过程中有精神神经系统症状和认知功能障碍的女性还应尽早到神经科就诊评估。

建议女性朋友养成良好的生活习惯：戒烟限酒、适度锻炼；热量限制、饮食补充；主动规避有害物质；保持身体健康，心情愉悦。但是这些主观的意识和行为代替不了客观的检查和检验。随着现代医学的不断进步，对于围绝经期女性的卵巢健康建议，除了上述的日常防护建议外，更推荐去进行客观的定期体检，以有助于疾病的早发现和早诊治，这也符合临床的三级预防原则。

一级预防就是病因预防，即采取各种措施来控制或消除影响健康的危险因素，也就是"不生病"。二级预防又称临床前预防，也就是早发现、早诊治，将已经发生的疾病扼杀在萌芽状态。三级预防又称临床预防，也就是开展临床治疗，尽可能为患者争取最好的治疗结果。

流行病学研究表明，不同人群、不同个体由于遗传物质存在差异，当受到外界环境影响时就可能表现出疾病易感性。在同样环境条件下的女性，其卵巢功能受环境影响的程度也存在个体差异，伴有相关基因突变的女性更需要密切关注卵巢功能的变化。临床有一种疾病称为遗传性乳腺癌-卵巢癌综合征，其特征是多个家庭成员罹患乳腺癌、卵巢癌，或者二者兼而有之。乳腺癌相关基因（breast cancer susceptibility gene，BRCA）突变与遗传性乳腺癌密切相关，有 80%～90% 的遗传性乳腺癌-卵巢癌综合征患者存在 BRCA1/2 基因突变。正常情况下，BRCA1 和 BRCA2 均是抑癌基因，BRCA1 具有转录调控作用，参与多种基因调控；BRCA2 参与 DNA 修复，维持 DNA 完整性，促进 DNA 损伤细胞的凋亡，抑制细胞癌变。与散发性乳腺癌相比较，BRCA1/2 基因突变使乳腺癌的发生风险增加了 4～6 倍，卵巢癌的发生风险增加了 10 倍，突变携带者在 70 岁前发生乳腺癌的风险达 60%～65%，发生乳腺癌的风险达 40%～60%。

针对患病前的遗传性乳腺癌-卵巢癌综合征高危人群的临床防治措施包括密切随访、预防性手术、口服避孕药物等。

1. 密切随访 对于高危人群的随访需要包括专科查体、盆腔及腹腔检查、肿瘤标志物[CA125、CA19-9、HE4、CEA（癌胚抗原）、AFP（甲胎蛋白）]、妇科 B 超、乳腺相关检查（乳腺 B 超、乳腺钼靶、乳腺磁共振、乳腺穿刺活检等），具体根据患者的年龄、疾病状况进行选择。

2. 预防性手术 由于遗传性乳腺癌-卵巢癌综合征患者的易感性和发病年龄早的特点，对于基因检测阳性的成员，已婚并完成生育者，可以在 35 岁以后考虑预防性手术，包括预防性双侧输卵管卵巢切除术、预防性子宫全切术、预防性乳腺切除术等。有研究显示，预防性双侧输卵管卵巢切除术可以显著降低 BRCA1/2 基因突变携带者卵巢癌或输卵管癌和乳腺癌的发生风险。另一项研究显示，在 2482 例 BRCA1/2 基因突变携带者中，接受预防性乳腺切除术患者（257 例）中术后无再发乳腺癌，未接受者 7% 发生乳腺癌。其中保留乳头乳晕复合体的皮下腺体切除术式目前被证实安全可靠，且因其美容性较好更被大众所接受。但是，预防性手术也存在一定的并发症风险，如出血、感染、瘢痕增生、乳腺缺失等，以及患者的精神负担，所以仍需慎重考虑。

3. 口服避孕药物 研究证实，在普通人群中口服避孕药可以降低卵巢癌发生的风险，但对于遗传性乳腺癌-卵巢癌综合征患者而言，存有一定争议。也就是说，对于 BRCA1 和 BRCA2 基因突变携带者而言，口服避孕药可能增加乳腺癌的罹患风险。尽管随着口服避孕药的改良，适当范围的遗传性乳腺癌-卵巢癌综合征患者合理应用口服避孕药可以起到预防作用，但是需要密切监测乳腺变化。所以，对于遗传性乳腺癌-卵巢癌综合征患者而言，口服避孕药究竟是获益多于风险，还是风险大于获益，还需综合考虑，权衡利弊。

对于已经发生单侧乳腺病变的遗传性乳腺癌-卵巢癌综合征患者，对侧乳腺发病风险显著增高。有研究显示，口服他莫昔芬可降低伴 BRCA 突变乳腺癌患者对侧乳房癌变的风险，输卵管卵巢切除术可降低卵巢癌患病风险。对于部分晚期患者，多腺苷二磷酸核糖聚合酶抑制剂（PARP 抑制剂）是一种有效改善预后的药物，具有一定的临床缓解率。

第九章　月 经 乱 套

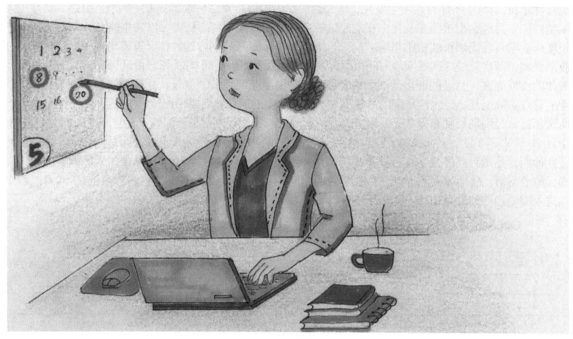

　　围绝经期是女性一生都要经历的特殊阶段，是指卵巢功能从旺盛逐渐衰退，到完全消失的一个过渡时期。对女性而言，围绝经期就意味着人生的"多事之秋"，各种烦恼和不适纷沓而至。而所有烦恼的开端，就是"月经乱套，失去规律"，这是临床诊断围绝经期的首要标准。

　　关于绝经过渡期、围绝经期和更年期的定义前文已有提及，本章仍需强调一下：绝经过渡期是指从 40 岁开始，到最后一次月经之间的一段时间。围绝经期是指从 40 岁开始，到绝经后 1 年的阶段。更年期则始于 40 岁，终于 60~65 岁，相应的人群范围更加广泛，对女性健康的影响时间相对较长。随着我国人口老龄化进程的不断增加，我国绝经女性人数庞大，因此，做好围绝经期人群的管理责任重大，意义深远。作为女性自身，则更应该注重晚年生活质量，有意识地、客观地看待围绝经期后的身体变化。不要草木皆兵，也不要不闻不问，首先要学会认识自己的身体变化、继而尝试记录和感受这种变化，如果这些变化给您的身心都带来不好的影响，建议您去医院就诊，让医生帮助您平稳度过这段人生特殊阶段。

　　目前，我国女性的平均绝经年龄是 49.5 岁。据世界卫生组织统计，中国 2010 年有 1.6 亿绝经妇女，到 2030 年这一数字将增长为 2.8 亿。随着我国人均寿命的延长，女性的一生将有超过 1/3 时间在绝经后期度过。围绝经期综合征的患病率为 68.1%，显著影响生活质量。其中，潮热的症状发生率最高，占 90%，睡眠紊乱占 80%，关节肌肉疼痛占 66%，神经紧张占 63%，性欲紊乱占 47%，抑郁占 43%，记忆力减退占 41%，阴道干涩占 39%，心悸占 32%，泌尿系不适占 25%。深圳市妇幼保健院调查结果显示，根据 Kupperman 评分表，无症状者占 21.57%（354/1641）；有症状者占 78.43%（1287/1641）。有症状人群中，轻度症状者占 33.76%（554/1641），中度症状者占 3.23%（53/1641）；随着绝经人口的比例增加，医疗费用的负担加重。作为妇女保健工作者，我们希望女性朋友不仅能够平稳、健康地度过围绝经期，而且能够收获体面、有尊严的、有品质的老年生活。

一、月经紊乱是女性围绝经期的开始

女性进入围绝经期，身体逐渐出现与绝经相关的内分泌、生物学和临床特征。国际生殖衰老分期系统（STRAW 分期系统，表 9-1）对女性的生育期、绝经过渡期和绝经后期做了准确划分。

从表 9-1 中可以看到，尽管进入围绝经期以后，FSH 均有增高，但并无特征性的变化。女性自身无法确定自己体内 FSH 是否发生变化，需要到医疗机构进行女性激素检测方可判断。但是，女性步入围绝经期，月经会出现明显变化：在绝经过渡期的早期月经周期的长度可以发生改变（邻近周期月经长度与正常月经周期长度相比相差＞7 天，而且在 10 个月经周期内这种情况重复出现）、到了绝经过渡期晚期，两次月经之间的间隔时间可以≥2 个周期或者闭经时间≥60 天。由此可见，对于平素月经规律的女性而言，月经的变化是一个具有特征性的围绝经期到来的信号。月经周期和月经的规律性改变的起点实际上是绝经过渡早期的月经变化，即与女性正常月经周期相比较，在过去的 10 个月内发生两次邻近月经周期长度相差 7 天或以上，就认为她进入围绝经期。举例而言，正常月经周期 28 天，上个月 20 天来了 1 次，这个月 40 天才来，这实际上已经在提示女性进入绝经过渡早期。绝经是一个回顾性诊断，是指月经停止 1 年以上。《素问·上古天真论》载："七七任脉虚，太冲脉衰少，天癸竭，地道不通，故形坏而无子也。"地道不通，即是月经不再来潮，即绝经。月经紊乱是 40 岁以后女性进入围绝经期的最早信号。

表 9-1　STRAW 分期系统

分期	−5	−4	−3b	−3a	−2	−1	+1a	+1b	+1c	+2
术语	生育期				绝经过渡期		绝经后期			
	早期	峰期	晚期		早期	晚期	早期			晚期
					围绝经期					
持续时间	可变				可变	1～3 年	2 年（1 年+1 年）		3～6 年	余生
主要标准										
月经周期	可变到规律	规律	规律	经量、周期、长度轻微变化	邻近周期长度变异≥7 天，10 个月经周期内重复出现	月经周期长度≥60 天				
支持标准										
内分泌 FSH AMH 抑制素 B		正常 低 低	可变 低 低		↑可变 低 低	≥25 IU/L 低 低	↑可变 低 低	稳定 极低 极低		
窦卵泡数		少	少		少	少	极少	极少		
描述性特征										
症状						血管舒缩症状	血管舒缩症状			泌尿生殖道萎缩症状

FSH. 卵泡刺激激素；AMH. 抗米勒管激素

人们常说：围绝经期就是爱哭爱闹，睡不着觉。医生说围绝经期是女性一生的必由之路，既是多事之秋，亦是蝶变之机。围绝经期的本质就是随着卵巢的衰老而出现的雌激素缺乏症状和机体老化表现。青春期时卵巢功能开始启动，朝气蓬勃，月经从不规律逐渐走向规律；育龄期卵巢功能达到鼎盛之期，如日中天；围绝经期卵巢功能逐渐走向衰退，月经周期从规律走向不规律，夕阳无限。有人说"夕阳无限好，只是近黄昏"，有些冷冷清清、凄凄惨惨戚戚的味道。"莫道桑榆晚，微霞尚满天"，围绝经期实际上给予了女性一次人生蝶变的机会，沉淀下来，积极求索，调整修复，再次出发。

二、正常月经是如何调控的？

月经是伴随着卵巢周期性变化而出现的子宫内膜周期性的脱落与出血。规律月经是女性生殖功能成熟的标志。

月经的调控极其复杂。主要受下丘脑-垂体-卵巢轴的作用，同时也受甲状腺、肾上腺和胰腺功能的影响。人体的神经-内分泌调控系统除了下丘脑-垂体-卵巢轴之外，还有下丘脑-垂体-肾上腺轴和下丘脑-垂体-甲状腺轴，后二者对于下丘脑-垂体-卵巢轴也会有一定的调控功能，从而影响到月经。这也是当女性因月经不调到医院查性激素全套的同时，医生还会让她检查甲状腺功能和肾上腺功能的原因。

下丘脑-垂体-卵巢轴之前在介绍卵巢功能时已经提及。"大姨妈"的家族是典型的"军人家庭"，做事雷厉风行。她的最高长官元帅——下丘脑统筹全局，通过其贴身秘书促性腺激素释放激素来发号施令，作用于将军——垂体，垂体将军接到下丘脑元帅的命令后，迅即调兵遣将，命令其促性腺激素前去通知班长——卵巢执行命令。卵巢班长收到上级指示后，通过卵巢内的卵泡的生长发育，分泌雌激素、孕激素。雌激素、孕激素是卵巢的通讯员，将垂体班长的指令下达给士兵，也就是靶器官，包括子宫内膜、阴道上皮、宫颈黏液、输卵管上皮和乳腺细胞。最终，执行特定功能的士兵开始冲锋陷阵，表现出一系列的相应表现：子宫内膜流血牺牲（子宫内膜细胞在一个月经周期里受雌激素作用发生增殖，受孕激素作用从增殖期转变为分泌期，当释出的卵子未能受精，雌激素、孕激素水平迅速回落，子宫内膜得不到雌激素、孕激素的支撑，发生剥脱、出血，最终形成月经通过下生殖道流出体外）、乳腺细胞强化体能训练（乳腺腺管增生、乳腺小叶和腺泡生长，以致大姨妈来之前出现肿胀、疼痛）、阴道层层出击、各种变化诱敌（底层细胞增生、逐渐向中层与表层细胞演变，阴道上皮增厚；排卵期表层细胞出现角化；排卵后表层细胞脱落；阴道菌群的组成结构也随雌激素、孕激素的变化发生周期性改变）；宫颈黏液顺势而为，当雌激素占高峰时她表现为至真至纯的涓涓细流，让精子轻松畅快地在水里自由穿行，经由绿色通道进入女性内生殖器官；当孕激素占高峰时，为了保护已经进入身体内部的精子成功前进，不受外界因素干扰，宫颈黏液变得黏稠浑浊，形成黏液栓，堵住宫颈外口，将精子和各种微生物堵在宫颈口外。输卵管在这个战场上发挥冲锋号的作用。在雌激素作用下输卵管的黏膜上皮纤毛细胞生长、体积增大；非纤毛细胞分泌增加，为卵子提供运输和种植前的营养物质。此外，雌激素还能促进输卵管的发育及输卵管肌层的节律性收缩（尽量促成精卵的鹊桥相会）。当孕激素作用时，为了可能已经受孕的宝宝安全着想，尽量减少对其的干扰和流产危险，表现为抑制输卵管的节律性收缩振幅。由此可见，女性的生殖内分泌受到大脑皮质高级中枢的精密调控，涉及多器官分泌、多阶段变化、多激素参与、多通路调控的复杂分子调节机制。下级器官也会对上级器官发生正、负反馈调节。

月经的形成离不开下丘脑（元帅）的统筹全局、垂体前叶（将军）的调兵遣将和卵巢（班长）的冲锋陷阵及子宫内膜（士兵）的流血牺牲。这些器官各司其职、通力合作、功能正常，才能保证月经的正常形成。此外，下生殖道还要畅通无阻，即经血可以通过女性的生殖道排出体外。如果存在处女膜闭锁、子宫颈闭锁或者阴道横隔等发育畸形，或者下丘脑存在精神因素、垂体发生病变、卵巢不能正常分泌雌激素和孕激素、子宫内膜无法生长增殖，月经也就不能正常来潮。各个器官功能协调，各级领导各司其职、各种激素正常分泌、各个阶段有序变化，子宫内膜才能周而复始地增殖、分泌和剥脱，临床表现为周期性的月经来潮。所以说，月经是女性生殖健康与否的晴雨表。

　　女性月经异常发生的根源是卵泡的发育或排卵障碍。到了绝经过渡期，女性的卵泡数目开始减少，绝经后卵泡数目耗竭；绝经过渡期卵巢功能衰退，绝经后卵巢功能耗竭；绝经过渡期卵泡发育出现排卵障碍，绝经后无卵泡发育。绝经过渡期女性体内孕激素缺乏，而绝经后由于卵泡耗竭表现为雌激素、孕激素缺乏。围绝经期月经异常表现多种多样：经期延长、经量减少、周期延长、周期不规则、经量增多或者出血淋漓不净、逐渐减少而停止或者月经突然终止等。

　　随着女性进入围绝经期，下丘脑和垂体的功能没有发生变化，但是卵巢历经30年的卵泡发育、排卵、黄体形成、萎缩，功能从鼎盛走向衰退，最终耗竭，表现为绝经。卵巢逐渐老化，表面由光滑变得凹凸不平，质地变硬，形态萎缩，大小也变成育龄期的1/2左右；卵泡数目减少；分泌雌激素降低，孕激素缺乏。女性的卵巢是有生命周期的，卵子银行存贮的卵子数目从胚胎时期额度已经固定，历经胚胎期、新生儿期、儿童期、青春期和育龄期，卵子银行的额度随着女性的发育成熟不断闭锁消耗，等到女性40岁以后，卵子数目所剩无几，这也是现在高龄女性妊娠难、分娩难和并发症多、新生儿畸形率高的原因之一。

三、围绝经期月经紊乱正常吗？

　　围绝经期月经紊乱很常见，但女性朋友千万不要简单地认为这是生理现象，是自然规律，乱上一段时间或者几年，月经就消停了，就绝经了。由于卵巢功能的逐渐衰退，月经紊乱是围绝经期的常见和早期症状，但是简单认为40岁以后阴道出血就是围绝经期的月经紊乱，很容易耽误病情。因为女性生殖道的很多疾病都可以表现为阴道出血，一定要去医院进行鉴别诊断。尤其是围绝经期女性，要特别警惕生殖系统的恶性肿瘤的发生。研究显示，约10%的不明原因的阴道出血最终可能诊断为子宫内膜不典型增生或子宫内膜癌。此外，随着围绝经期的到来，卵巢功能异常，排卵也会逐渐失去规律。这个阶段卵泡数目减少，不代表无卵子的释出及受孕的可能性。如果存在无保护措施的性生活，也很可能受孕。此外，还应注意排除一些医源性因素，例如使用了激素类药物引起的药物撤退性的阴道出血。所以，40岁以后的女性，一旦出现月经紊乱，不论何种形式的月经异常，不论是否伴随其他症状，请一定到医院就诊，完善相关检查，排除各种恶性器质性病变、妊娠相关问题及医源性因素后，才能将其归属为围绝经期的月经异常。

　　1. 生殖功能衰老　进入围绝经期，女性的生殖功能也步入衰老阶段，表现为阴道的"乱"出血，失去正常月经的规律性。由于雌激素的下降，生殖器官萎缩，阴道弹性变差、分泌物减少，表现为阴道干涩、性交困难、萎缩性阴道炎和月经紊乱。

　　围绝经期月经异常最常见的就是无排卵性功血，占70%~80%。究其原因，卵巢无排卵，卵泡就无法形成黄体，因而不能产生孕激素。子宫内膜受单一雌激素的刺激，一直处于增殖期，无法形成正常月经的后半期分泌期改变。子宫内膜就会因受单一雌激素刺激出现撤退性出血，或由于蓄积雌激素过多而引发雌激素突破性出血，表现为阴道出血淋漓不净或者阴道大量出血，失去正常月经的规律性和超越正常月经量的范围，也就是无周期地乱出血。如果将子宫内膜生长比作菜园子里生长的韭菜，每个月韭菜的生长由于雌激素、孕激素的序贯作用，最终会被收割一茬，即发生子宫内膜的剥脱，形成月经排出体外。而围绝经期的子宫内膜，受单一雌激素作用疯狂增殖，却无法与孕激素协同收割，最终子宫内膜过度增殖，杂乱生长，无法像正常月经一样整齐生长、整齐剥脱。工作了30多年的卵巢疲惫不堪，逐渐失去了下丘脑-垂体-卵巢轴的调控，加之功能老化，子宫内膜完全没有规律地剥脱，表现为内膜增生退化的部位、厚度、范围、时机皆无章法。同时，由于卵巢分泌激素也失去规律性，不能正常分泌雌激素和孕激素，从而月经失去了正常的规律性和周期性。表现为周期长短不一、闭经或月经频发；出血量多少不定；经期长短不一等，彻底紊乱。

　　围绝经期月经异常，还包括20%~30%的有排卵性出血。主要有两种：①黄体功能不足，表现为经间期、经期或者月经后阴道少量出血，淋漓不净。这与体内的雌激素、孕激素水平波动相关。黄河九曲十八弯，每一转弯处都水流湍急，激起浪花朵朵。黄体功能不足就是子宫内膜受到的孕激素水平波动引起的内膜不规则的剥脱而表现为不规则的阴道出血，可以理解为水流流速变化引起的浪花朵朵。②子宫内膜局部因素，如局部纤溶酶活性增强导致月经过多，犹如黄河决堤，万马奔腾，波涛汹涌，此刻子宫内膜的剥脱彻底失控，表现为阴道大出血。

2. 异常子宫出血（abnormal uterine bleeding，AUB）　是妇科常见的症状和体征，是指与正常月经的周期频率、规律性、经期长度、经期出血量任何一项不符的、源自子宫腔的异常出血。

国际妇产科联盟将异常子宫出血定义为不符合正常月经周期"四要素"的正常参数范围，并源自子宫腔的非妊娠引起的出血（表9-2）。

表9-2　异常子宫出血术语及其范围

月经的临床评价指标	术语	范围
周期频率	月经频发	<21 天
	月经稀发	>35 天
周期规律性（近1年的周期之间的变化）	规律月经	<7 天
	不规律月经	≥7 天
	闭经	≥6 个月无月经
经期长度	经期延长	>7 天
	经期过短	<3 天
月经量	月经过多	>80 ml
	月经过少	<5 ml

3. 围绝经期的异常子宫出血

（1）定义：指女性绝经前后的一段时间，包括临床特征上、内分泌及生物学上开始出现绝经趋势的迹象（40岁左右），一直持续到最后一次月经后一年，在这一阶段（围绝经期）内发生的异常子宫出血，属于围绝经期功能性子宫失调性出血。

（2）特点：①常见，临床表现呈现多样化，开始的年龄、持续的时间和出血模式个体差异明显；②子宫内膜的病变风险增高；③随着年龄增加，发生血栓的风险增大、代谢异常增加、内科合并症增多；④多数已无生育要求；⑤接近绝经。

4. 警惕引起围绝经期异常子宫出血的器质性疾病　围绝经期异常子宫出血的常见器质性疾病包括子宫内膜癌、子宫内膜不典型增生、宫颈癌、子宫肌瘤、子宫腺肌瘤、子宫内膜息肉，危及围绝经期女性的健康与生命，发病率显著增加。临床上总能看到这个年龄阶段的女性，因为不在意或者觉得忍忍就过去了，延误病情。罹患子宫内膜癌、宫颈癌、卵巢癌的病人并不少见，甚至已经到了晚期，失去手术机会。因此，月事无小事，我们要重视围绝经期女性的异常子宫出血，尤其是要警惕妇科恶性肿瘤的发生。

围绝经期的女性，如果出现了月经紊乱，自身要注意以下几个方面有无变化。

（1）血液常规、血液生化检查、凝血四项、妊娠试验、性激素全套、甲状腺功能、AMH，B超检测子宫内膜的厚度以及子宫、附件有无器质性病变。

（2）宫颈癌的筛查：TCT、HPV是否检查过？结果如何？上次是什么时候检查的？有无宫颈病变？宫颈病变的分级程度？

（3）是否做过诊刮或宫腔镜检查？宫腔镜下有无息肉、肌瘤等病变？有无病检结果？

由于围绝经期女性卵巢内卵泡数量减少，卵泡质量下降，卵巢功能开始衰退，导致排卵障碍，孕激素缺乏。在无孕激素拮抗的雌激素长期作用下，子宫内膜过度增生，甚至癌变。因此，围绝经期更应加强监管和预防子宫内膜病变的发生。对于年龄≥45岁，合并高血压、肥胖、糖尿病等高危因素，长期不规则子宫出血（月经紊乱），B超提示子宫内膜过度增厚、回声不均匀，药物治疗效果不显著的围绝经期女性，一定要做子宫内膜的评估。阴道超声是最常用的影像学筛查方法，盆腔磁共振对于宫腔内病变的范围、血供及盆腔淋巴结具有诊断意义，而宫腔镜直视下活检和病理学筛查是筛查高危人群、早期发现和早期诊断子宫内膜病变的最佳手段。

四、围绝经期引起月经紊乱的器质性疾病

1. 全身出凝血功能异常 包括再生障碍性贫血、各类型白血病、各种凝血因子异常、各种原因造成的血小板减少等全身性凝血机制异常。血栓性疾病、肾透析或放置支架后必须终身抗凝治疗。

如果以下3项中任何1项阳性的围绝经期女性可能存在凝血异常：

（1）初潮月经过多。

（2）具备下述病史中的1条：①既往有产后出血、外科手术后出血；②既往有牙科操作相关的出血。

（3）下述症状中具备两条或以上：每月1～2次瘀伤、每月1～2次鼻出血、经常牙龈出血、有出血倾向家族史。

1）筛选试验

• 血常规：血小板（PLT）＜100×10^9/L，血块收缩试验提示收缩不良或不收缩，考虑血小板异常性疾病。

• 凝血分析：活化部分凝血活酶时间（APTT）延长10秒、PT延长3秒、TT延长3秒，纤维蛋白原＜200 g/L，考虑凝血功能异常性疾病。

• 出血时间：＞6分钟，毛细血管脆性试验阳性，考虑血管异常。

2）确诊试验

• 血小板数量异常：PLT＜100×10^9/L。

• 血小板功能异常：血小板聚集和黏附功能检测、血小板抗原检测。

• 凝血异常：各种凝血因子检测、凝血酶抗原及活性测定、纤维蛋白原检测。

• 血管异常。

2. 妊娠相关出血 包括流产、异位妊娠、葡萄胎、妊娠滋养细胞肿瘤。需要注意月经出血模式有无改变、停经史。妇科检查发现子宫增大/附件区包块。血或尿HCG、盆腔彩超检测到体内有孕囊等。

3. 感染相关出血 包括子宫内膜炎、子宫肌炎、子宫颈炎、阴道炎等。需要注意有无宫腔操作史、性卫生不良、盆腔炎性疾病史。妇科检查可见阴道黏膜充血、脓性臭味分泌物；子宫颈充血、水肿；若脓性分泌物混合血液从子宫颈口流出，提示子宫颈黏膜或宫腔有急性炎症。宫颈举痛，宫体稍大有压痛，附件区可触及包块且压痛明显。辅助检查提示红细胞沉降率、血C反应蛋白升高；实验室检查证实子宫颈淋病奈瑟球菌或衣原体阳性；子宫内膜活检证实子宫内膜炎等。

4. 子宫良性病变

（1）子宫肌瘤：异常子宫出血是子宫肌瘤常见症状，表现为阴道排液、月经过多、贫血和尿频、排尿困难、尿潴留等膀胱压迫症状；输尿管扩张、肾盂积水等输尿管受压症状或便秘、腹胀等直肠受压症状，可能造成不孕、反复流产或剖宫产、臀位胎儿、低体重儿。体征与肌瘤的大小、位置、数目及有无变性有关。可表现为子宫增大，呈球形或不规则，或与子宫相连的肿块。有蒂的黏膜下肌瘤可从子宫颈口脱出至阴道，浆膜下（阔韧带）肌瘤易误诊为卵巢实性肿物。围绝经期伴子宫内膜病变高危因素的异常子宫出血者建议行内膜活检。

（2）子宫腺肌病：35%无典型症状，继发痛经、渐进加重、经量过多、经期延长。月经过多的发生率为40%～50%。痛经的发生率为15%～30%。妇科检查可发现子宫呈均匀增大或有局限性结节隆

起，质硬且有压痛，经期压痛更甚，可合并子宫肌瘤或者同时有盆腔子宫内膜异位症。

围绝经期女性如果血 CA125 明显升高，病灶快速增长伴腹痛要重视。

（3）子宫内膜息肉：源于子宫内膜层，包括子宫内膜息肉与宫颈管内息肉。41～50 岁是息肉发病的高峰期，大约 60%的息肉发现于绝经前。在有异常子宫出血的妇女中，约有 30%患有内膜息肉。少数会有不典型增生或恶性变。

70%～90%的子宫内膜息肉表现为经间期出血、月经过多、经期延长或不规则出血。若息肉较大或突入颈管的息肉，易继发感染、坏死；继发异常阴道排液或不规则出血。凸向颈管外的息肉通过妇科检查可发现。大部分子宫内膜息肉依靠超声检查，提示宫腔内高回声表现，确诊需要在宫腔镜下摘除行病理学检查。

第十章　盆底功能障碍

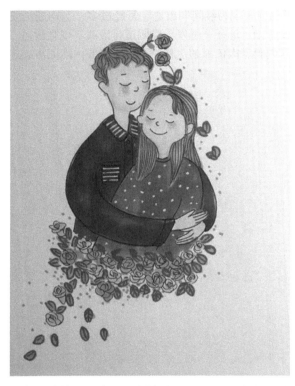

　　围绝经期的女性，无论当初分娩是顺产还是剖宫产，到了这个年龄，或多或少会出现盆底功能障碍的症状。妊娠时由于腹部向前拱起，人体的重力轴线前移，压迫盆底肌肉，从而导致盆底肌肉的劳损。分娩的时候由于软产道及其周围组织的牵拉，盆底神经受损，也会引起盆底肌肉的损伤，收缩力下降。如果产后不能充分恢复，可能就会引起盆底功能障碍性疾病。女性的内外生殖器官、盆底肌肉和结缔组织、泌尿器官是雌激素的靶器官。中老年女性由于卵巢功能衰减，体内雌激素水平降低。这些雌激素的靶器官得不到雌激素的给养，肌肉收缩力量减弱、弹性下降，就无法支撑原来居住在盆腔"C"位的子宫，当咳嗽、解大便、激动大笑时就容易出现漏尿、憋不住尿的情况，严重时出现阴道前后壁的脱垂、子宫脱垂等。慢性咳嗽、便秘、长期从事蹲位负重等重体力劳动，这些增加腹压的行为都可能让盆底肌受损。此外，女性腰围越大，盆底功能障碍的风险就会越高。盆腔手术治疗会导致盆底结构损伤，术中不能充分纠正，术后不能恢复。先天发育不良引起的盆底支撑结构先天薄弱。

一、怎么就知道盆底出问题了呢？

　　可以通过以下表现来进行识别：

　　1. 阴道块状肿物脱出　初期会自觉阴道内有充实异物感，走路时下腹坠胀。下蹲、长期站立或者疲乏劳累时，阴道内有肿物脱出，甚至可以自行摸到下身多出一个肉样组织。轻症者休息后中午可自行还纳，但是随着肿物脱出的程度加重，可能需要用手来帮助还纳，甚至无法还纳。长期的摩擦也有可能引起肿物的溃烂、感染，阴道分泌物增多，甚至出血。

2. 排尿障碍

（1）排尿障碍以各种尿失禁为主要表现，包括以下 4 种。

1）压力型尿失禁：咳嗽、喷嚏、大笑、提重物时有漏尿现象。

2）急迫性尿失禁：老是感觉尿急、尿频，来不及上厕所。

3）膀胱过度活动症：以排尿次数增多，每天 7～8 次为主要表现。

4）尿潴留：老是尿不干净，甚至尿不出来。

（2）临床分度

1）轻度：一般活动及夜间无尿失禁，腹压增加时偶发尿失禁，不需佩戴尿垫。

2）中度：腹压增加及起立活动时，有频繁的尿失禁，需要佩戴尿垫生活。

3）重度：起立活动或卧位体位变化时即有尿失禁，严重影响患者的生活及社交活动。

（3）尿垫试验

1）轻度：1 小时漏尿≤1 g。

2）中度：1 g ＜ 1 小时漏尿<10 g。

3）重度：10 g≤1 小时漏尿＜ 50 g。

4）极重度：1 小时漏尿≥ 50 g。

3. 排便障碍 便秘最常见，表现为大便困难，大便的次数少，排不干净，甚至需要用手深入肛门把大便抠出来。此外，有的表现为大便失禁，表现为想解大便的时候控制不住，而不想解大便时，会不知不觉有大便排出来。

4. 性功能障碍 表现为阴道松弛、阴道漏气。夫妻性生活时，有时会发出噬噬的声音，影响性生活的愉悦感。一些女性会因为阴道干涩出现性交痛而厌恶、恐惧、排斥、逃避性生活，性欲减退，影响夫妻感情和家庭关系。

5. 慢性盆腔痛 表现为不同程度的腰酸背痛、下腹隐痛坠胀，劳累之后，或者夫妻同房后疼痛加重，却没有具体的疼痛部位，到医院检查也查不出明确的病因，无法给予有效的治疗。长此以往，疼痛的困扰和不被理解，可能会招致抑郁、焦虑等心理问题的发生。

二、如何通过调节生活方式，来缓解症状呢？

以下几种方法可以试一试：

1. 减少咖啡因的摄入 咖啡因是一种黄嘌呤生物碱化合物，是世界上最常食用的兴奋剂之一。不仅存在于咖啡中，还存在于茶、软饮料、巧克力当中。减少咖啡因摄入可以改善尿频和尿急症状，但不能改善尿失禁。

2. 体育锻炼 规律定期进行体育锻炼可以加强盆底肌肉组织，并可能降低发生尿失禁的风险，尤其是压力性尿失禁。中等强度的运动可以降低中老年女性尿失禁的发生率。久坐不动的生活方式有尿失禁的风险。

3. 液体摄入限制 液体摄入量降低是缓解尿失禁患者症状的常用策略。液体总摄入量减少 25%，患者尿频、尿急、夜尿症状显著减少。

4. 肥胖和减重肥胖 腹部肥胖是女性压力性尿失禁重要的独立危险因素。鼓励患有任何类型尿失禁的肥胖女性减肥（＞体重的 5%）。手术减重后对尿失禁同样有改善作用。

5. 盆底肌训练 通过自主的、反复的盆底肌肉群的收缩和舒张，来改善盆底功能，提高尿道稳定性，达到预防和治疗尿失禁的目的。方法：持续收缩盆底肌（提肛运动，图 10-1）2～6 秒，松弛休息 2～6 秒，如此反复 10～15 次。每次训练 3～8 次，持续 8 周或更长时间。

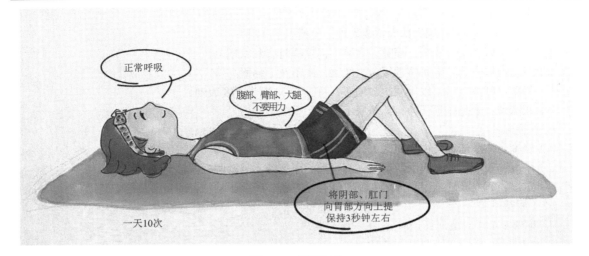

图 10-1　提肛运动

当我们出现以上问题时，一定要到专业的医院进行专科检查，明确盆底功能障碍性疾病的诊断和严重程度，在医生的指导下治疗。

治疗包括改善生活方式、盆底康复训练、心理干预、药物辅助等保守治疗，以增强盆底支撑结构的力量而改善症状。必要时通过手术来恢复盆底解剖结构，恢复盆底功能，从而消除尿失禁、便失禁、盆腔脏器脱垂等症状，提高患者生活质量。

第十一章　骨质疏松

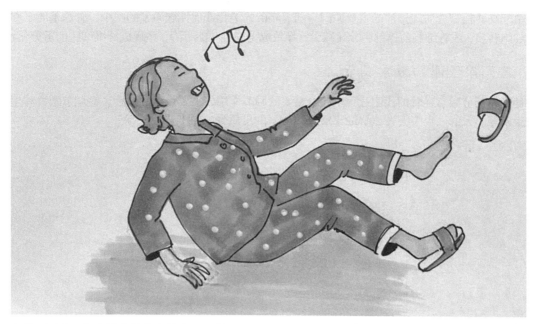

为什么围绝经期女性容易发生骨痛？为什么一不小心摔了一跤，就骨折了？说到这，就不得不提骨代谢。

一、什么是骨代谢？

骨骼是活体组织，不断地进行着新陈代谢。旧的骨质被吸收，由新组成的骨质所代替，维持动态平衡。

有两种细胞在骨代谢（图 11-1）中发挥重要作用。一种是吸收骨基质的破骨细胞（拆迁工人），负责骨吸收；另一种是合成骨基质的成骨细胞（建筑工人），负责骨形成。这两种细胞在骨表面同一

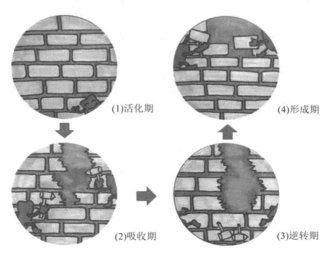

(1)活化期　　(4)形成期

(2)吸收期　　(3)逆转期

图 11-1　骨代谢

部位相继进行活动：破骨细胞吸附在骨表面吸收少量钙，形成凹陷。成骨细胞进入凹陷形成新骨。骨基质矿化，新形成的骨量等于吸收的骨量，骨代谢达到动态平衡。如果新形成骨量小于被吸收的骨量，吸收过多或者过快，使骨吸收大于骨形成，骨代谢出现负平衡，引起总骨量丢失，导致骨质疏松。

从细胞学水平上看：骨重建过程中骨形成与骨吸收之间存在一定的时间差，即成骨细胞形成新骨组织不能及时安全填充破骨细胞形成的骨吸收陷窝，所以骨重建越快，即骨转换越快，骨量丢失越多，这是引起高转换型骨质疏松症的主要原因。随着年龄的老化或促性腺激素的减少，骨髓基质干细胞向脂肪细胞转换，成骨细胞前体细胞分化减少，导致成骨细胞功能下降，呈现成纤维细胞的重分化状态。

二、骨代谢的激素调节

骨代谢调节激素在骨的代谢过程中起着重要的调节作用，主要包括性激素、钙调节激素和生长调节类激素等。人的一生中丢失50%的小梁骨和35%的皮质骨（图11-2）。

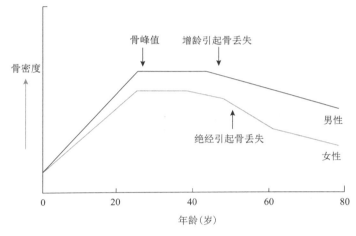

图11-2　人一生中骨量的丢失

1. 性激素　如血清雌二醇或睾酮浓度低于特定水平时，将发生快速、持续的骨丧失。

雌激素对骨代谢的调节作用：直接抑制破骨细胞活性，影响破骨细胞溶酶体基因的表达，激活骨形成因子[转化生长因子-β（TGF-β）]及抑制骨吸收因子[白介素（IL）-1、IL-2和肿瘤坏死因子-α（TNF-α）]的表达，拮抗甲状旁腺激素（PTH），增强降钙素（CT）分泌及拮抗肾上腺皮质激素。

男性睾丸功能随着年龄的增长逐渐减退，血睾酮水平在65岁以后开始下降，这与男性65岁以后骨量大量丢失相吻合。

2. 钙调节激素　如甲状旁腺激素、降钙素、活性维生素D对人体血钙水平调节具有重要作用。

（1）甲状旁腺激素水平升高可加快骨转换，促进破骨细胞分化，刺激破骨细胞功能，从而使骨吸收增加，引起骨质疏松。

（2）降钙素是一种由甲状腺滤泡旁细胞分泌的多肽激素，可抑制破骨细胞活性，拮抗PTH，减缓骨吸收。降钙素的水平随着年龄的增长而逐渐降低，引起骨量下降。

3. 生长调节类激素　包括生长激素（GH）、糖皮质激素、胸腺素、甲状腺激素、胰岛素等，该类激素分泌异常与骨质疏松相关。

生长激素水平随着年龄的增长而降低是诱发老年性骨质疏松的一个重要因素。生长激素可刺激成骨细胞增殖、分化，促进胰岛素样生长因子-1（IGF-1）的合成，从而加速骨形成。生长激素水平降低，可使骨形成能力下降。

4. 细胞因子　多种细胞因子影响骨代谢和骨重建过程。研究发现，至少有30余种因子以自分泌和旁分泌的形式对骨代谢发挥重要的调节作用，影响骨的吸收与形成。如 IL-1、IL-6、TNF-α、骨形成蛋白（BMP）、前列腺素 E_2（PGE_2）、成纤维细胞生长因子（FGF）、维生素 D 受体（VDR）、胰岛素样生长因子-1（IGF-1）和胰岛素样生长因子-2（IGF-2）、TGF-β。

5. 营养不良 营养缺乏也会不同程度地引起骨质疏松。低钙、低维生素 D、高蛋白、高磷、微量元素缺乏的饮食易导致骨量减少，引起骨质疏松。饮食中钙磷比例不平衡，磷过多会影响钙的吸收量，降低血液中钙离子浓度。维生素 D 缺乏（与摄入量及年龄的增长有关），可导致钙代谢不良，引发甲状旁腺功能亢进，而致骨量丢失。

三、骨质疏松症

1. 定义

（1）世界卫生组织定义：骨质疏松症是一种以骨量低下，骨微结构损坏，导致骨脆性增加，易发生骨折为特征的全身性骨病。

（2）美国国立卫生研究院（NIH）定义：骨质疏松症是以骨强度下降、骨折风险性增加为特征的骨骼系统疾病。

2. 分类

（1）原发性骨质疏松症：这是一类随着年龄的增长必然发生的一种生理性退行性病变。该型又分为以下两型。

Ⅰ型：绝经后骨质疏松症，见于绝经不久的女性。

Ⅱ型：老年性骨质疏松症，多于 65 岁以后人群发生。

（2）继发性骨质疏松症：由于其他疾病（如肾衰竭、过量甲状腺激素或白血病）、药物（如类固醇）等因素诱发骨质疏松症。

（3）特发性骨质疏松症（包括青少年型）：多见于 8～14 岁青少年或成人，多伴有遗传家族史，女性多于男性。

四、骨质疏松症的危险因素

骨质疏松症是在遗传因素和环境因素的共同作用下，影响高峰骨量以及骨丢失并最终发展为骨质疏松。这些因素包括药物、饮食、种族、性别及生活方式。

1. 危险因素（不可控制因素）

（1）高龄：>65 岁。

（2）性别：早期流行病学调查显示，我国 50 岁以上人群骨质疏松症患病率女性为 20.7%，男性为 14.4%；60 岁以上人群骨质疏松症患病率明显提高，女性尤为突出。

（3）早绝经（45 岁前）或双侧卵巢切除。

（4）人种（白种人和黄种人罹患骨质疏松的危险高于黑人）。

（5）家族史（大约有 30 种基因与骨质疏松相关）。

（6）成年后骨折史（有过 1 次骨折，其再次骨折的危险性升高 2 倍）。

2. 危险因素（可控制因素）

（1）过度饮酒。

（2）吸烟。

（3）营养不良。

（4）低钙或低维生素 D 摄入。

（5）低体重（<57 kg）。

（6）体力活动缺乏。

3. 疾病引起骨量丢失

（1）制动（卧床不起、坐轮椅）。

（2）性腺功能减退（高催乳素血症、卵巢早衰、手术切除）。

（3）内分泌疾病（皮质醇增多症、甲状旁腺功能亢进症、甲状腺毒症、甲状腺功能减退、糖尿病、肢端肥大症）。

（4）类风湿关节炎、强直性脊柱炎、系统性红斑狼疮。

（5）肾性骨营养不良。

（6）多发性骨髓瘤、单克隆免疫球蛋白沉积病。

（7）中枢神经系统疾病：帕金森病。

4. 药物引起骨量丢失

（1）糖皮质激素性骨质疏松：泼尼松 5 mg/d×3 个月。

（2）苯妥英钠、苯巴比妥等抗癫痫药物：影响维生素 D 代谢。

（3）L-甲状腺素过度替代：促甲状腺素（TSH）过度抑制。

（4）性腺功能减退：前列腺癌抑雄治疗、乳腺癌芳香化酶抑制剂治疗。

（5）长期抗凝剂应用：肝素、华法林。

（6）质子泵抑制剂应用：胃酸缺乏，钙磷吸收障碍。

五、骨质疏松症的发病机制

主要原因包括峰值骨量获得不足、骨丢失加速、骨形成降低（图 11-3）。

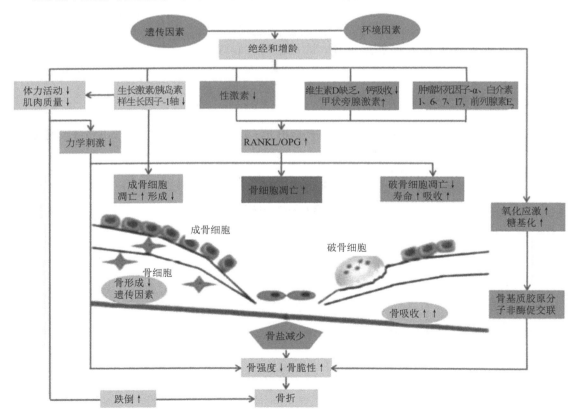

图 11-3 原发性骨质疏松症发病机制

RANKL. 核因子-κB 受体激活蛋白配体；OPG. 护骨因子

六、绝经后骨丢失原理

由于绝经后卵巢功能耗竭，雌激素水平降低，雌激素对破骨细胞的抑制作用减弱，破骨细胞的数量增加，凋亡减少，寿命延长，导致其骨吸收功能增强。发生在任何年龄阶段的雌激素缺乏都将加速骨量丢失，确切机制尚不明确。推测最主要的原因是破骨细胞前期细胞的募集和敏感性增加，以及骨丢失的速度超过骨形成速度。在绝经后女性，第一个5~7年中骨的丢失以每年1%~5%的速度递增，导致骨小梁减少，容易出现腕部骨折和椎体骨折。

尽管成骨细胞介导的骨形成亦有增加，但不足以代偿过度骨吸收，骨重建活跃和失衡导致小梁骨变细或断裂，皮质骨孔隙度增加，导致骨强度下降。

雌激素的减少降低了骨骼对力学刺激的敏感性，使骨骼呈现类似于废用性骨质疏松的病理变化。肌肉对骨组织产生机械力的影响，肌肉发达骨骼强壮，则骨密度值高。由于老年人群活动减少，使肌肉强度减弱、机械刺激少、骨量减少；同时肌肉强度的减弱和协调障碍使老年人较易摔跤，伴有骨量减少时则易发生骨折。老年人群患有脑卒中等疾病后长期卧床不活动，因废用因素导致骨量丢失，容易出现骨质疏松。

适当补充雌激素，能抑制骨转换，阻止骨量丢失，可提高椎体和髋部骨密度。

七、骨质疏松症与骨质疏松性骨折

1. 骨质疏松症　是一种全身性疾病，以骨矿物质含量低下、骨结构破坏、骨强度下降、骨折风险增加为特征的骨骼系统疾病。骨强度反映骨骼的两个主要方面：骨密度和骨质量。疼痛、驼背、身高降低和骨折是骨质疏松症的特征性表现，但有许多骨质疏松症患者在疾病早期常无明显异常感觉。

2. 骨质疏松性骨折

（1）定义：骨质疏松性骨折为低能量或非暴力骨折，指在日常生活中未受到明显外力或受到"通常不会引起骨折的外力"而发生的骨折，亦称脆性骨折，通常在日常负重、活动、弯腰和跌倒后发生，好发于腰椎、胸椎、股骨近端、桡骨远端。"通常不会引起骨折的外力"指人体从站立高度或低于站立高度跌倒产生的作用力。

骨质疏松性骨折是基于全身骨质疏松存在的一个局部骨密度病变，是骨强度下降的明确体现，也是骨质疏松症的最终结果，是中老年人最常见的骨骼疾病。

（2）骨质疏松性骨折的流行病学特征

1）高发病率：全球每3秒就发生1例骨质疏松性骨折。50%的女性和20%的男性在50岁之后会遭遇初次骨质疏松性骨折。

2）再骨折风险升高：50%初次骨折患者会发生再次骨质疏松性骨折。女性骨质疏松性椎体骨折患者，再骨折风险升高4倍。

3）临床诊疗的中国特征：诊断率低、治疗率低、治疗依从性低、治疗规范性低。

4）危害严重：疼痛和重度伤残，降低预期寿命。

骨折是骨质疏松症的严重后果，是部分患者的首发症状和就诊原因。髋部骨折后第1年内由于各种并发症死亡率达到20%~25%。存活者中约50%以上会有不同程度的残疾。

八、骨质疏松症的风险评估

临床上评估骨质疏松风险的方法较多，这里推荐两种敏感性较高且操作方便的简易评估方法作为筛查工具。

1. 国际骨质疏松症基金会（IOM）：骨质疏松症1分钟测试题

（1）您是否曾经因为轻微的碰撞或者跌倒就会伤到自己的骨骼?

（2）您父母有没有过轻微碰撞或跌倒就发生髋部骨折？

（3）您是否经常连续 3 个月以上服用"可的松、泼尼松"等激素类药物？

（4）您的身高是否比年轻时降低了 3 cm 以上？

（5）您经常大量饮酒吗？

（6）您每天吸烟超过 20 支吗？

（7）您经常腹泻吗？（消化道疾病或肠炎引起）

（8）女士回答：您是否在 45 岁以前就绝经了？

（9）女士回答：您是否曾经有过连续 12 个月以上没有月经？（除了妊娠期间）

（10）男士回答：您是否有过阳痿或性欲缺乏这些症状？

只要上述问题，其中有一项回答结果"是"，即为阳性。

2. 骨折风险预测简易工具　世界卫生组织推荐应用在线骨折风险预测工具（FRAX），用于计算受试者未来 10 年发生髋部骨折及任何重要骨质疏松性骨折的发生风险。

九、骨质疏松症的诊断

骨密度是指单位体积（体积密度）或者是单位面积（面积密度）的骨量，二者能够通过无创技术对活体进行测量。

双能 X 射线吸收法（DXA）测量的骨密度值是目前通用的骨质疏松症诊断标准。

1. 对于绝经后女性，50 岁及以上女性，建议参照世界卫生组织推荐的诊断标准（表 11-1）。

表 11-1　世界卫生组织的绝经后女性骨质疏松症诊断标准

分类	T-值
正常	T-值≥-1.0
低骨量	-2.5 ＜ T-值＜-1.0
骨质疏松	T-值≤-2.5
严重骨质疏松	T-值≤-2.5+脆性骨折

T-值=（实测值–同种族同性别正常青年人峰值骨密度）/同种族同性别正常青年人峰值骨密度的标准差

使用 Z 值判断儿童、绝经前女性和 50 岁以下男性，骨密度水平：Z 值=（骨密度测定值–同种族同性别同龄人骨密度均值）/同种族同性别同龄人骨密度标准差，Z 值≤-2.0 视为"低于同年龄段预期范围"或低骨量。

2. 基于脆性骨折的诊断

脆性骨折是指受到轻微创伤或日常活动中即发生的骨折（表 11-2）。

表 11-2　基于脆性骨折的骨质疏松症诊断标准

骨质疏松症的诊断标准（符合以下三条中之一者）
髋部或椎体脆性骨折
DXA 测量的中轴骨密度或桡骨远端 1/3 骨密度的 T-值≤-2.5
骨密度测量符合低骨量（-2.5 ＜ T-值＜-1.0）+肱骨近端、骨盆或前臂远端脆性骨折

DXA. 双能 X 射线吸收法

十、骨质疏松症的预防

1. 一级预防原则 针对无骨质疏松但具有骨质疏松症的危险因素，防止或延缓其发展为骨质疏松症并避免发生第一次骨折。

应从儿童、青少年做起，如注意合理膳食营养，多食用含钙、低磷的食品，如鱼、虾、虾皮、海产品、牛奶、乳制品、鸡蛋、杂粮、芝麻、瓜子、绿叶蔬菜等，尽量摆脱"危险因子"，坚持科学的生活方式。如坚持体育锻炼，多接受日光浴，不吸烟，不饮酒，少喝咖啡、浓茶及碳酸饮料，少糖少盐，尽可能保存体内钙质，丰富钙库，将骨峰值提高到最大值是预防生命后期骨质疏松的最佳措施。对有遗传基因的高危人群，重点随访、早期防治。

2. 二级预防原则 绝经女性尽早实施 MHT，长期预防性补充钙剂。

人到中年，尤其是围绝经期女性，骨丢失量加速进行，此时期应每年进行一次骨密度检查，对快速骨量减少的人群，应及早采取防治措施。围绝经期女性建议在月经周期发生改变后，及时到医院诊断，尽早开始 MHT，同时坚持长期预防性补钙预防，安全、有效地预防骨质疏松。

3. 三级预防原则 防治对象：已有骨质疏松症或已发生过脆性骨折人群。

防治目的：避免发生骨折或再次骨折。

对退行性骨质疏松症患者应积极进行抑制骨吸收（补充雌激素、降钙素、钙），促进骨形成（补充活性维生素 D），骨肽口服制剂的药物治疗，还应加强防摔、防碰、防绊、防颠等措施。对中老年骨折患者应积极进行手术，实施坚强内固定、早期活动、理疗、心理康复、营养支持、补钙、止痛、促进骨生长、遏制骨丢失、提高免疫功能及整体素质等综合治疗。

老年性骨质疏松症是骨骼发育、成长、衰老的基本规律，但受激素调控、营养状态、物理因素（日照、体重）、免疫状况（全身体质、疾病）、遗传基因、生活方式（吸烟、饮酒、咖啡、饮食习惯、运动、精神情绪）、经济文化水平、医疗保障等诸多因素影响，若能及早加强自我保健意识，提高自我保健水平，积极进行科学干预，退行性骨质疏松症是可以延缓和预防的。

（1）基础措施——调整生活方式：人的各个年龄阶段都应当注重骨质疏松的预防。婴幼儿和年轻人的生活方式都与骨质疏松的发生关系密切。

人体骨骼中的矿物质含量在 30 多岁达到高峰，医学上称为峰值骨量。峰值骨量越高，就相当于人体的"骨矿银行"储备越多，到老年发生骨质疏松症的时间越推迟，程度也越轻。老年后积极改善饮食和生活方式，坚持钙和维生素 D 的补充可预防或减轻骨质疏松症的发生风险。

（2）加强营养，均衡膳食：建议摄入富含钙、低盐和适量蛋白质的均衡膳食。推荐每日蛋白质摄入量为 0.8～1.0g/kg 体重，并每天摄入牛奶 300 ml 或相当量的奶制品。蛋白质是构成骨骼有机基质的基础原料。长期的蛋白质缺乏可导致血浆蛋白水平降低，从而造成骨基质蛋白质合成不足以及新骨形成落后，不利于骨健康。另外，老年人随着年龄的增加而出现肌肉等瘦体组织丢失与骨量减少密切相关。但也不能过量摄取鱼肉蛋奶，过多的蛋白质摄入可能导致高钙尿反应并降低肠道对钙的吸收。所以老年人不能长期吃素，也不能过多摄入动物蛋白。

围绝经期女性面临额外的钙流失，因此需要更加重视钙剂摄入。钙的最好来源是奶制品。对于乳糖不耐受，不能有效从奶制品中补充钙的人群，可以适当补充钙剂。各种钙剂含钙量不等，不同钙源与体液、食物成分、药物间的相互作用，以及制剂工艺都会影响其生物活性和生物利用度，即补钙效果及不良反应。对于老年人，有遗传性代谢缺陷或者患有心肾疾病的人群，选择补钙品种及用量需慎重。

绝经后女性需要的钙元素每日膳食补充参考值为 1000～1500 mg。超过每日摄入参考值的过度钙摄入可能增加心血管、肾结石和便秘风险。双膦酸盐可有效抑制骨的重吸收，有效预防椎体和髋部骨折。绝经后骨质疏松症女性半数以上存在维生素 D 缺乏的情况。单纯补钙可使除腰椎以外的全身骨密度增加，但对降低骨折风险贡献不大。单纯补充维生素 D 可使脊椎骨折的风险降低，总体骨密度增加，但不能预防骨折。因此补钙的同时补充维生素 D。补钙的同时，运动或补充维生素 D 可明显增加骨密度，降低骨折发生率。维生素 D 的天然食物来源为动物肝脏、鱼子、蛋黄、黄油及鱼肝油。多晒太阳可促进体内维生素 D 的合成。如果做不到多晒太阳，就要口服维生素 D。吃饭时或者饭后服用钙剂并同时服用维生素 D，有利于肠钙吸收，提高钙的利用率，还应注意维生素 A 的摄入。维生素 A 参与骨细胞基质中黏多糖的合成，保持骨的生成与重建正常进行。维生素 A 缺乏时，会影响肾小管上皮细胞对钙的吸收，导致血钙降低，刺激甲状旁腺代偿性增生，引起甲状旁腺功能亢进，抑制成骨细胞的活动，破骨细胞活性增强，减缓骨骼生长。维生素 K 缺乏时，血骨钙素水平明显下降，维生素 K 的缺乏可伴有骨质疏松症。

嗜烟、酗酒、过量摄入咖啡因和高磷饮料会增加骨质疏松症的发病风险。

（3）充足日照：中国人饮食中所含的维生素 D 非常有限，大量的维生素 D_3 依赖皮肤接受阳光紫外线的照射后合成。经常接受阳光照射会对维生素 D 的生成及钙质吸收起到非常关键的作用。11：00～15：00，尽可能多地暴露皮肤于阳光下晒 15～30 分钟（取决于日照时间、纬度、季节等因素），每周两次，以促进体内维生素 D 的合成。尽量不要涂抹防晒霜，以免影响日照效果，但需注意避免强烈阳光照射，以防烫伤皮肤。

（4）规律运动：人体的骨组织是一种有生命的组织，人在运动中肌肉的活动会不停地刺激骨组织，使骨骼更强壮。运动还有助于增强机体的反应性，改善平衡功能，减少跌倒风险，降低骨质疏松症的发生概率。

进行规律的负重及肌肉力量练习，可以减少跌倒和骨折风险。肌肉力量练习包括重量训练，其他抗阻运动及行走、慢跑、打太极拳、做瑜伽、练舞蹈和打乒乓球等。

运动应循序渐进，持之以恒。

骨质疏松症女性开始新的运动训练前应咨询临床医生，进行相关评估。

（5）其他注意事项：①戒烟限酒；②避免过量饮用咖啡；③避免过量饮用碳酸饮料；④避免或减少影响骨代谢的药物。

十一、骨质疏松症的认识误区

1. 喝骨头汤就能预防骨质疏松　实验证明同样一碗牛奶中的钙含量，远远高于一碗骨头汤。对老人而言，骨头汤里溶解了大量骨内的脂肪，经常食用还可能引起其他健康问题。要注意饮食的多样化，少食油腻，坚持喝牛奶，不宜过多摄入蛋白质和咖啡因。

2. 治疗骨质疏松症等于补钙　骨质疏松症本质就是骨代谢的异常（人体内破骨细胞影响大于成骨细胞，以及骨吸收的速度超过骨形成的速度），也可以理解为人体拆骨头房子的细胞多于盖骨头房子的细胞，使得骨头房屋稀松易折。因此，骨质疏松症的治疗不是单纯补钙，而是提高骨量、增强骨强度和预防骨折的综合治疗。出现疼痛等不适，应该到正规医院骨科专科诊疗。

3. 骨质疏松症是老年人的"专利"，与年轻人无关　骨质疏松症并非老年人的专利，而是好发于老年群体。一个人的峰值骨量在其 30 多岁就达到高峰，之后逐渐减少，所以在年轻的时候要养成良好的饮食习惯和生活方式，为自己年老时储存高的峰值骨量和质量，可以很好地预防和减少骨质疏松症的发生风险。如果年轻时候忽视运动，常常挑食或者节食，饮食结构不均衡，导致饮食中摄入的钙少，体瘦，又不注重健康的生活方式，爱喝碳酸饮料或者嗜酒好烟，就不能达到理想的骨骼峰值骨量和骨的质量，骨矿银行储存值较低，就会使骨质疏松症有机会侵犯年轻人，尤其是年轻女性。因此，预防越早，效果越好，等到老年罹患骨质疏松症的时间越晚、症状越轻。

4. 老年人治疗骨质疏松症，为时已晚　很多老年人觉得骨质疏松症无法逆转，治疗无效，因此早早放弃治疗。其实，治疗越早，效果越好。所以，老年人一旦确诊为骨质疏松症，应当尽早去正规医院接受正规治疗，减轻痛苦，提高生活质量。

5. 靠自我感觉发现骨质疏松症　多数骨质疏松症患者在疾病早期都不出现异常感觉或感觉不明

显。发现骨质疏松症不能靠自我感觉，不能等到出现疼痛或者骨折再去诊治。高危人群无论有无症状，都应定期去具备双能 X 线吸收仪的医院进行骨密度检查，有助于了解您的骨密度变化。

6. 骨质疏松症是小病，无须小题大做 骨质疏松症没那么简单。平时也不仅仅是腰酸腿痛而已，需要引起患者和家属的重视。一旦发生脆性骨折，尤其是老年患者的髋部骨折，导致长期卧床者，具有 20% 的致死率和 50% 左右的致残率，后果相当严重。

7. 骨质疏松症不用看专科医生，自己就能搞定 预防骨质疏松，确实自己就能搞定，前提是不是高危人群或者在年轻时已经做好了充分的预防措施，积极锻炼身体、饮食搭配营养均衡，生活方式健康规律，骨矿银行峰值高、质量好、储备多等。每个人都是自己健康的第一责任人。但是如果已经出现了骨质疏松症的症状，就不要自己耽误病情，应该到专科医院正规治疗。

8. 患骨质疏松症的人易骨折，应以静制动 保持正常的骨密度和骨强度需要不断地运动刺激，缺乏运动会造成骨量丢失。体育锻炼对于防止骨质疏松具有积极作用。反之，不注意体育锻炼，肌力也会减退，进一步减少对于骨骼的刺激，不仅加快了骨质疏松的进展，还会影响关节的灵活性和柔韧性，容易跌倒，引起骨折。

9. 骨折只要手术了，骨骼就好了 一旦骨折发生，说明您的骨质疏松已经十分严重。对于骨折才去做相应的手术治疗只是针对局部病变的治疗方式，而全身骨骼发生骨折的风险依旧存在。因此，一旦发生骨折，并不意味着就可以高枕无忧。反而是身体向您发出警告：全身骨骼系统出现问题，需要及时去医院进行检查、评估、治疗和康复。定期和骨科医生见面，随时关注自己的全身骨骼系统的健康状况，才能防微杜渐，避免再次骨折。

第十二章　心脑血管疾病

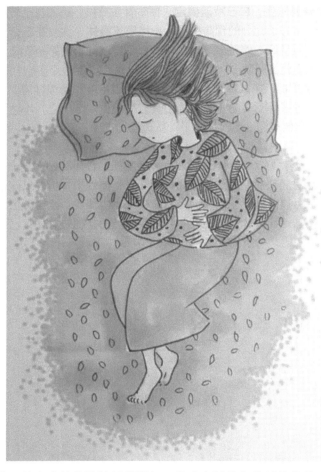

　　绝经后女性心脑血管疾病的危险性显著增加，发病率随着年龄呈指数倍上升。研究显示，女性绝经后心血管疾病（cardiovascular diseases，CVD）的发生率和死亡率较绝经前上升约 4 倍，是中老年女性致死、致残的重要原因。《2010 中国卫生统计年鉴》对 2009 年我国大城市居民死亡原因进行调查显示，心脏病和脑血管疾病成为女性绝经后最重要的两大死亡原因。与年龄匹配的男性相比，女性绝经前心脏病和脑血管疾病的危险性显著低于男性，但是这种性别优势随着年龄的增加和绝经后雌激素水平的下降逐渐减弱或消失。女性绝经后 10 年（60 岁），心血管疾病的发病率迅速增加，70 岁时与男性相近，80 岁时高于男性。绝经成为女性罹患心血管疾病的独立危险因素。

　　由于卵巢功能衰竭，雌激素水平下降，引起代谢性危险因素增加和血管功能变化，导致绝经后心脑血管疾病的发生率上升。雌激素对心血管系统的保护作用包括以下几个方面：①降低血浆中低密度脂蛋白胆固醇（LDL-C）及脂蛋白水平，增加高密度脂蛋白胆固醇（HDL-C）水平，改善体脂分布；②改善机体对胰岛素的敏感性，降低血糖浓度；③降低纤维蛋白原水平，促进纤溶，降低纤溶酶原激活物抑制剂-1 水平，增加 D-二聚体水平，影响凝血及纤维蛋白溶解系统，防止血栓的出现与扩大；④降低同型半胱氨酸（homocysteine，Hcy）水平；⑤增强血管内皮祖细胞的功能。血管内皮祖细胞促进新生血管形成，修复损伤血管，减缓动脉粥样硬化的发展，有益于心肌梗死后左心室功能的恢复。

雌激素可能增加心血管疾病风险的机制包括：①升高甘油三酯（TG）水平；②凝血指标增加；③炎症指标 C-反应蛋白增加等，且与雌激素剂量相关。如雌激素影响凝集和纤溶过程，既增加前凝集物又增加纤溶活性，在生理剂量下，雌二醇可能增加血管的重建功能，但不适宜的高剂量可能引起动脉粥样斑块的进展和不稳定性发生。雌激素高剂量时，也有促进血栓形成的风险。MHT 启动越早，对心脑血管的保护作用越明显，"时间窗"概念正在被广大围绝经期女性接受，因此 MHT 启动更具年龄限制性和时间紧迫性。

Hcy 水平的升高可能导致内皮功能障碍，增加心血管疾病的发病风险。Hcy 是甲硫氨酸循环的中间代谢产物，参与体内多个甲基化反应和代谢途径。Hcy 的正常参考范围是 5～15 μmol/L。《中国高血压防治指南（2018 年修订版）》定义血液 Hcy 水平≥15 μmol/L 为高同型半胱氨酸血症。国内研究探讨了围绝经期女性血清 Hcy 水平与绝经状态、脂质水平、性激素、高同型半胱氨酸血症发生的相关性，发现 FSH≥40 IU/L 的女性发生高同型半胱氨酸血症的风险是 FSH＜40 IU/L 者的 2.01 倍。结论：与绝经前相比，绝经后女性血清 Hcy 水平和高同型半胱氨酸血症发生率呈正相关，绝经后女性 FSH 的水平升高可能是导致高同型半胱氨酸血症发生的危险因素之一，建议增加对围绝经期及绝经后女性 Hcy 指标的检查和高同型半胱氨酸血症的筛查，及时对围绝经期女性进行早期健康指导和临床干预，减少绝经后女性心血管疾病的发生，提高绝经后女性的生活质量。

围绝经期女性体内雌激素水平降低后，对心血管的保护功能弱化，心血管功能逐渐向不良方向进展。常见的心脑血管疾病包括假性心绞痛、高血压、冠心病和脑卒中。

一、假性心绞痛

围绝经期女性往往自诉心悸或心前区不适，部分女性可能伴有 ST 段压低现象，但是冠状动脉造影结果阴性，称之为"假性心绞痛"。主要表现为：①经常存在心前区闷压感；②整个胸部不适感；③类似心绞痛样发作，这一症状的出现通常与体力活动无关，服用硝酸甘油等扩张血管药物也不能改善症状；④气急现象，与体力活动及活动时间无关；⑤深长的叹气样呼吸；⑥各种感觉异常，并且可以出现位置改变；⑦同时伴有其他围绝经期症状，如精神及体力衰弱、肌肉疼痛、关节痛、消化障碍及潮红潮热等典型症状。

假性心绞痛患者亲历了与心绞痛一样剧烈的左侧胸前区疼痛及极度恐怖的濒死感，发作时身心经历的痛苦不亚于心绞痛。但患者之前无心脏病病史，也无器质性病变。

女性的心血管疾病发病要比男性晚 5～10 年，但围绝经期女性由于雌激素水平降低，心血管系统失去了雌激素的保护，也在悄悄发生病变。一旦出现了心脏不适，建议围绝经期女性去心内科就诊，排除心脏的器质性病变。如果检查结果提示一切正常，再到妇科内分泌门诊或者围绝经期门诊通过科学管理来缓解不适症状。

假性心绞痛极易与冠心病的早期症状相混淆，但和冠心病比较还是有区别的，表现在以下几个方面。

（1）疼痛的部位不一样：心绞痛的疼痛部位是一片，而围绝经期女性疼痛的部位是一点，可用一个手指明确指出疼痛部位。

（2）疼痛的时机不一样：心绞痛多在劳作时因心脏不堪负荷发作。而围绝经期女性的疼痛症状多在劳作结束后，心脏负荷已降低后才出现。

（3）缓解的方法不一样：围绝经期女性的心脏疼痛发作时，含服硝酸甘油通常无法缓解，深呼吸或者转移注意力却可缓解。如疼痛时找人聊聊天、打打电话，可能说完几句话或者放下电话，疼痛就不知不觉地消失了。而冠心病患者可以通过含服硝酸甘油来缓解，转移注意力通常无效。

此外，围绝经期女性胸痛发生前后常常伴有围绝经期的其他症状，如潮热、出汗、失眠、多梦、烦躁不安、疲乏无力、头痛、头晕、情绪波动等。

　　围绝经期女性雌激素分泌量减少后，调节血管平滑肌细胞的血管舒缩因子活性降低，加之雌激素减少后心脏自主神经系统过分活跃，冠状血管容易发生痉挛，于是出现胸前区疼痛及心悸等类似心绞痛的症状。这种血管痉挛如果发生在周围血管，可导致四肢出现蚁行感，手指或者脚趾疼痛，阵发性发白。身处寒冷环境时，这种血管痉挛发作较为频繁。

　　围绝经期女性出现心脏症状的患者心电图大多正常。但由于呼吸急促过度换气或者交感神经张力过强，有时心电图也会发现异常。症状通常在绝经前出现，绝经后 1～2 年进入高发期。这种症状虽然严重，却是生理性的，是可逆的。随着绝经时间的延长，各种症状和体征逐渐消失。

　　围绝经期女性还容易出现心律失常及期前收缩，心脏咚咚乱跳，患者的主观感受很不好，会觉得特别恐惧。

二、高血压

　　绝经前女性高血压的发生率明显低于同龄男性，绝经后高血压发生率显著增高。中国 55～64 岁和 65～74 岁女性高血压患病率分别高达 39% 和 50%。据美国国家健康与营养调查（NHANES）报道，根据 2017 年美国心脏病学会与美国心脏协会（ACC/AHA）高血压指南制订标准，绝经前女性高血压患病率为 19%，围绝经期（定义为 45～54 岁）女性高血压患病率为 44%，绝经后女性则升至 75%，其中围绝经期女性的高血压患病率增长速度最快。围绝经期女性高血压患病率的升高究竟是因为衰老所致还是与雌激素水平变化相关，或与两者均相关？目前尚无高质量的临床证据予以证实。近期的一项荟萃分析发现，早绝经（绝经年龄 < 45 岁）女性比正常年龄绝经（绝经年龄> 45 岁）的女性罹患高血压的风险增加。

　　围绝经期高血压的病理生理改变极为复杂。雌激素分泌减少，对神经内分泌系统的反馈减弱，促性腺激素过多，导致去甲肾上腺素增加，而多巴胺相对不足。这些内分泌变化造成前列腺素的局部浓度过高，引起血压忽高忽低，上下波动，水平不稳。新近的一篇综述归纳总结了 T 淋巴细胞免疫介导在高血压中的作用，发现绝经前女性在雌激素的保护下可以抵抗免疫介导血压升高，但这种保护作用在绝经后消失。此外，肥胖及伴随围绝经期发生的一系列代谢紊乱均可能通过产生胰岛素抵抗、交感神经活动增加、钠潴留和内皮功能障碍等，进而导致高血压。

　　女性的收缩压和舒张压，尤其是收缩压，随着年龄的增加显著增高。高血压可引起缺血性脑卒中，是冠心病的重要独立危险因素。尤其是收缩压增高，可通过促进动脉粥样硬化形成，间接导致心血管疾病的发生。若同时合并血脂异常、吸烟、肥胖、糖尿病，则高血压诱发心脑血管疾病的风险程度会大幅度增加。

　　针对围绝经期女性开展高血压治疗，能降低心脏病和脑卒中的发生率。降压治疗可以减少心脑血管疾病的发生。收缩压每降低 10～12 mmHg，舒张压每降低 5～6 mmHg，可减少 40% 的脑卒中和 25% 的心血管事件发生。

三、冠心病

　　女性冠心病常发生在绝经后。女性心绞痛症状经常不典型，自诉胸痛的时间平均要比男性晚 10 年。有些劳累型心绞痛的女性在休息、睡眠和精神紧张时，胸痛更易发作。还有些女性胸痛并不典型，更多地表现为呼吸困难、疲乏、烧灼感或上腹痛等类似消化系统的症状。与男性相比，女性每次疼痛的程度也不同，有更频繁的痛阈变化。女性通常会有一种错觉，认为自己不会得冠心病，常常导致失去早期诊断、早期治疗时机。目前多项研究报道绝经状态的进展与高水平的甘油三酯/高密度脂蛋白胆固醇（TG/HDL-C）呈正相关，且 TG/HDL-C 可能比 TG 更具冠心病的风险预测价值。一项瑞典南部 Lund 地区女性健康（the women's health in the Lund area，WHILA）的 17 年随访研究证实，TG/HDL-C 的升高与缺血性心脏病相关（HR=2.30，95% CI 1.70～3.11），对中年女性缺血性心脏病的发生风险具有很高的预测价值。一项以社区为基础的中国女性围绝经期间血脂谱的变化的队列研究发现，与绝经前女性相比，TG/HDL-C 在围绝经期阶段达峰值，但 HDL-C 在不同绝经状态的分组中无显著变化。多数研究认为 TG/HDL-C 对女性心血管疾病风险具有潜在预测价值。

随着年龄的增加，围绝经期女性体内雌激素水平逐渐下降，对心脏的保护功能逐渐减退至失效，即雌激素的保护作用逐渐丧失。同时，由于雌孕激素合成的减少，合成原料胆固醇储集，为心血管疾病的发生埋下隐患。

胆固醇水平每上升 10%，老年女性冠心病的发病率增加 2%。绝经后女性 LDL-C 水平明显增高，平均 C-反应蛋白水平明显增高，这两个指标都是冠心病的风险因子，其中 C-反应蛋白升高是冠心病发生的独立危险因子。此外，部分围绝经期女性体内睾酮的水平升高，这可能也是心血管疾病的危险因子。

高血压、肥胖、吸烟、嗜酒、糖尿病、高脂血症等都是冠心病形成的高危因素。冠心病发作前，患者常有一些诱因，如便秘、激动、过劳等，加重心悸、增加耗氧量。

通过心电图平板运动试验、放射性核素心肌血流灌注显像、超声心动图负荷试验、冠状动脉造影等方法可对冠心病进行诊断。MHT 可以改善心血管症状，缓解心悸、降低收缩压，改善心肌功能。

四、脑卒中

随着社会老龄化加剧，预计 2050 年女性脑卒中病死率将比男性高出约 30%。近年来，不仅脑卒中呈现"重女轻男"倾向，女性还存在患病风险高，预后差，易并发焦虑、抑郁等神经心理疾病等特点。荷兰乌得勒支大学一项对 16 244 名 26～70 岁荷兰当地绝经后女性 15 年的随访调查研究发现：40 岁前绝经的女性患缺血性卒中的风险是 50～54 岁绝经女性的 1.5 倍；绝经每推迟 1 年，脑卒中的风险降低 2%。研究人员认为，这是由于女性进入围绝经期，雌激素水平下降所致。围绝经期女性罹患脑卒中的危险因素显著增加，如腹型肥胖、高血压、高血脂、高血糖、胰岛素抵抗等。由于高血压、高血脂、高血糖这些疾病会损伤血管内皮细胞，让患者出现动脉硬化、斑块破裂，并形成血栓，引发疾病。

围绝经期前女性发生脑卒中的相关危险因素包括妊娠、口服避孕药、偏头痛、吸烟、嗜酒等。①妊娠：雌激素和黄体酮是妊娠期间的两种重要激素。雌激素在妊娠 100 天开始增加，妊娠最后 1 个月达最大值；黄体酮在妊娠前 3 个月开始增加，妊娠最后 1 个月快速增加。雌激素刺激肝脏产生各种凝血因子，导致妊娠第 2～3 个月的促凝血因子逐渐增加，因此孕妇在妊娠第 3 个月易发生血栓并发症。在中青年女性脑卒中患者中，妊娠高血压综合征占 16.03%，有妊娠高血压综合征史的脑卒中患者病情更重，病死率更高。阿司匹林有助于预防前期子痫的发生。②口服避孕药：可能会促进纤维蛋白原、抗凝血酶原Ⅲ、血管性血友病因子等的分泌，形成一个前体血栓环境。研究表明，口服避孕药是脑卒中的危险因素之一。因为避孕药可能会促进纤维蛋白原和抗凝血酶原等的生成，并形成前体血栓环境，若女性患者同时存在一些常规的脑卒中危险因素，脑卒中的发生率将大幅度提高。因此我们建议，既往有吸烟、糖尿病、高血压、高血脂及肥胖的女性患者应尽量避免使用口服避孕药。③偏头痛：在行为危险因素中，特别是吸烟和口服避孕药时，会明显增加视觉先兆偏头痛的风险，从而增加脑卒中的风险。视觉先兆偏头痛是女性缺血性卒中的危险因素。④吸烟：尤其是合并口服避孕药时，脑卒中发生的风险远大于这些危险因素单独存在。相比单一因素，同时具有两者的女性将具有更高的缺血性卒中的风险，仅吸烟无口服避孕药的相对危险度（OR）为 1.3，不吸烟但使用口服避孕药的 OR 值为 2.1。⑤嗜酒：适当饮酒对脑卒中是保护因素。研究指出，少量饮酒（酒精摄入量 0～5 g/d）及中等量饮酒（酒精摄入量 5～15 g/d）相对于绝对不饮酒者，脑卒中的风险更低，饮酒量超过 36 g/d 脑卒中风险显著增加。笔者认为饮酒可能会抑制血栓形成，引起 HDL-C 增加，减少血小板聚集、凝结，以及促进纤溶。但是，大量饮酒会通过急性或慢性影响血压来增加缺血性和出血性卒中的危险。合理的酒精摄入量对控制女性脑卒中的发病率非常重要。正所谓"小饮怡情，大饮伤身"。

　　尽管相当比例的脑卒中发生于围绝经期后的中老年患者，但是中青年期女性脑卒中危险因素同样不容忽视，这个人群一旦发病，病情的发展及预后远比中老年患者更严重，给家庭和社会带来巨大负担，所以建议女性朋友年轻时就要有预防远胜于治疗的意识，尽量规避风险，消除围绝经期脑卒中的隐患。

第十三章　老年痴呆

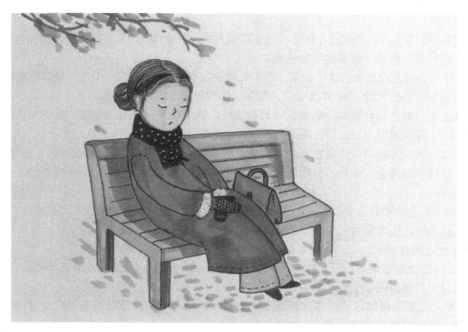

当我们老了，是不是也能拥有杜甫《暮年》描绘的幸福生活？尽管眼眉低垂、睡意昏沉，但是夫妻二人随意闲散的居家生活，给我们展示了幸福美好的暮年生活。岁月给老年女性增添了成熟睿智的韵味，而欣赏你的爱人始终陪伴在侧，共忆往昔，共叙往事，温馨浪漫。但是，如果我们老年痴呆了，又会是怎样一个画面？面对自己的亲人和爱人，我们一脸茫然，不认识、不记得。如果家族中存在老年痴呆的老人，一定会感同身受。从记忆力下降到老年痴呆的过程，身体是会发出警报的。我们能做的就是定期体检，保持运动，有意识地锻炼大脑。无论何时何地，我们都要保持头脑清醒、思路清晰、表达清楚。

老年痴呆分为早发性老年痴呆和迟发性老年痴呆，早发性老年痴呆一般65岁以前发病，具有家族遗传性，其比例约占10%；迟发性老年痴呆一般65岁以后发病，主要发病原因为家族性遗传，其比例约占90%。

因为雌激素可以促进神经细胞生长发育和成熟，抑制β-淀粉样蛋白聚集；雄激素保护海马神经细胞，减少氧化应激，都可以减缓老年痴呆的发生。卵巢衰老引起雌激素减少，导致围绝经期症状；大脑神经细胞失去雌激素的保护，更易得老年痴呆。而男性雄激素减退过程相对缓慢，甚至变化不大，因此对大脑神经细胞的保护时间相对较长。

卵巢功能衰退是女性衰老的突出表现，女性将经历月经改变直至绝经，并伴随多种绝经相关症状。绝经对心血管、骨骼、认知将产生持续的不良影响。绝经女性需要开展全面的健康管理，包括每年健康体检、推荐合理饮食、增加社交及脑力活动和健康锻炼。

一、老年痴呆的可控危险因素

1. 早年危险因素　缺乏教育；若去除缺乏教育这个因素，老年痴呆发病率将会降低7%。随着受教育程度的提高，总体认知能力会提高，较高的童年和青少年教育水平及终身高等教育水平，可降低发生老年痴呆的风险。

2. 中年危险因素

（1）听力丧失：若去除听力缺失这个因素，老年痴呆发病率将会降低 8%。研究发现听力受损可能会减少认知刺激，从而使认知能力下降，最终诱发老年痴呆。佩戴助听器，减少噪声刺激，可降低患老年痴呆的风险。

（2）脑外伤：若去除脑外伤这个因素，老年痴呆发病率将会降低 3%。脑外伤可增加老年痴呆的风险，脑外伤越严重，患老年痴呆的风险越高。

（3）高血压：若去除高血压这个因素，老年痴呆发病率将会降低 2%。中年时期持续性的高血压可增加晚年患老年痴呆的风险，40 岁及以后，应注意保持收缩压≤130mmHg。

（4）高血脂：高血脂会造成动脉硬化、动脉斑块、脑血栓等，引起脑梗死、脑出血，使脑部小血管基底膜增厚，导致患者出现血管性痴呆。

（5）酗酒：若去除酗酒这个因素，老年痴呆发病率将会降低 1%。酗酒易致大脑右侧海马体萎缩，酗酒者更容易得早发性老年痴呆。每周饮酒超过 21 个单位（每单位相当于 10ml 纯酒精）会增加老年痴呆罹患风险。

（6）肥胖：若去除肥胖这个因素，老年痴呆发病率将会降低 1%，中年肥胖对大脑结构有不利影响，BMI≥ 30kg/m^2 的人患老年痴呆的风险更高。

3. 老年危险因素

（1）吸烟：若去除吸烟这个因素，老年痴呆发病率将会降低 5%。吸烟的人患老年痴呆的风险更高。人体记忆力退化与暴露在二手烟环境中具有较大关系。

（2）抑郁：若去除抑郁这个因素，老年痴呆发病率将会降低 4%。保持良好的社交可增加自身的认知储备，对人体而言具有保护作用。

（3）社交孤立：若去除社交孤立这个因素，老年痴呆发病率将会降低 4%。保持良好的社交可增加自身的认知储备，对人体而言具有保护作用。

（4）缺乏运动：若去除缺乏运动这个因素，老年痴呆发病率将会降低 2%。晚年的体育运动有益于提高老年人的认知功能，减慢老年痴呆的进程。

（5）环境污染：若去除环境污染这个因素，老年痴呆发病率将会降低 2%。空气污染、重金属（铅、铝）和农药等可促进老年痴呆的发生。

（6）糖尿病：若去除糖尿病这个因素，老年痴呆发病率将会降低 1%。2 型糖尿病是老年痴呆的明确危险因素，糖尿病持续时间越长，病情越严重，患老年痴呆的风险越大。

二、老年痴呆的早期识别

老年痴呆是围绝经期的一种远期并发症。它是一种神经退行性病变，让人们早期从小事开始遗忘，病情逐渐加重，到最后忘记了自己是谁，失去了认知、思考和生活自理能力，还可以出现精神行为改变，给老年人带来巨大痛苦，给家庭和社会带来沉重负担。随着老龄化社会的到来，老年痴呆的发病率不断上升。因此，老年痴呆是一个非常严峻的社会问题，引起社会高度关注。由于老年痴呆病因未明，难以治愈，我们能做的只有早识别、早干预、早预防，及时改善症状，延缓疾病发展。

1. 记忆力逐渐减退，特别是记不住近期发生的事情　这是老年痴呆最常见、最明显的首发症状。患者常常记不住刚刚发生的事和刚刚说过的话，短时间内重复问同一个问题，经常忘记钥匙、钱包放在哪里，记不住新朋友的名字，看书读报内容很快遗忘。"眼前的事记不住，过去的事忘不了"，因为脑组织的短时记忆转变成长时记忆的能力下降，所以记不住眼前的事。由于记忆有累积现象，所以过去的事忘不掉。

2. 语言表达困难，忘记简单词语　讲话突然中断，或者词不达意，或者说出来的话颠三倒四，不知所云，不明所以。

3. 对时间、地点、任务逐渐混淆　记不住具体日期，不知道今天是几号、周几、什么季节，甚至分不清晨昏。不知道自己家在何处、身在何方，分不清家人和朋友，甚至至亲也不认识。所以对于有老年痴呆的长者，一定不要让其单独出门，一定要有人陪伴，或者随身携带联系信息。

4. 常把东西放到不适宜的位置。

5. 处事能力和判断力下降。

第十四章　手　指　麻　木

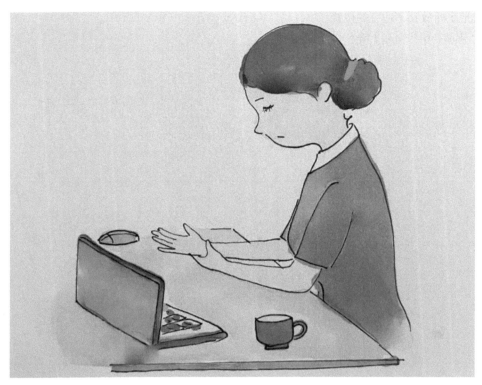

围绝经期女性如果出现了一侧或者双侧的手指麻木、酸胀，甚至夜间指端疼痛，不要只想着颈椎或者脑部的疾病，千万不要忽略腕管综合征。

一、什么是腕管综合征?

腕管综合征是正中神经在腕管内受压表现出的一组症状和体征，主要表现为手指（不包括小指）的麻木、疼痛、无力。我们可以把腕管看成一张"床"，"被子"是腕横韧带，"床"则是由大多角骨、小多角骨、头状骨和钩骨组成的"硬床"，床上"躺着"的就是正中神经及 9 条肌腱（1 条拇长屈肌腱，4 条指浅屈肌腱和 4 条拇长屈肌腱）。腕管实际是位于腕前方深层的一个狭窄通道。

正中神经支配拇指、示指、中指及环指桡侧半的掌面皮肤和背侧中远节皮肤的感觉，以及手部的第一、二蚓状肌和鱼际肌（拇收肌除外）的肌肉运动。当腕管管腔变小或者里面的东西增多时，就会压迫正中神经导致功能异常，引起手部疼痛（尤其是屈腕时）、拇指运动障碍、桡侧三个半手指皮肤感觉异常。如果未能正规治疗，随着病情的进展，会导致手部的神经损伤、肌肉萎缩，严重时可引起手的部分功能永久性丧失。

二、高发人群和危险因素

本病中老年女性多见，男性常有职业病史。本病的发病人群中双侧腕部发病率可高达 30% 以上，其中围绝经期女性占双腕发病者的 90%。

任何影响正中神经在腕管内的必需空间的因素，都可能导致腕管综合征。这些因素包括腕部的骨折、脱位、局部水肿、脂肪瘤、腱鞘囊肿等，以及职业因素（如木工、厨师、园艺、长期电脑办公者）需要手、腕部长期重复同一动作。肥胖、糖尿病、围绝经期、甲状腺功能减退、关节炎等也是本病的危险因素。

三、常见临床表现

首先会感到拇指、示指、中指指端麻木或疼痛，持物无力，以中指最为明显。夜间或清晨症状最重，夜间可痛醒，适当抖动手腕可以减轻。有时疼痛可牵涉前臂。严重情况下，可导致大拇指底部的肌肉明显萎缩。

当我们出现以下情况时，需要警惕，及时就医。①手指，特别是拇指、示指和中指发麻和（或）疼痛。小指通常不受影响；②夜间痛醒；③手指无力；④无法完成精细动作，如扣纽扣；⑤大鱼际肌肉萎缩。

四、临床诊断

当医生怀疑是腕管综合征时，常依据病史、体格检查、X线检查、肌电图、神经传导研究等方法来确诊和评估严重程度。

1. 问诊 医生会询问年龄、职业、外伤史、月经史、有无其他病史等，症状出现的部位、性质、持续时间、出现的时间、加重的动作，初步判断是否是腕管综合征，有无相关危险因素及严重程度。一般针对中老年女性，需要询问月经周期、出血时间、经量及规律性、有无绝经，有助于判断患者是否处于围绝经期。有无糖尿病、风湿性关节炎、甲状腺功能减退等危险因素。

2. 检查

（1）评估：通过测量身高、体重来估计体质量指数 [BMI=体重（kg）/身高（m）^{2}] 来评估有无肥胖。

（2）触诊：通过触摸和按压手腕处，查看有无压痛或肿物。通过一些特殊的姿势诱发出正中神经刺激的症状。

（3）X线检查：检查的目的是排除其他引起腕部疼痛的原因，如关节炎或骨折。

（4）肌电图：可评估肌肉收缩和休息时的电活动，可以确定正中神经对肌肉的损害，也可以排除其他情况。

（5）神经传导检查：查看腕管中的电脉冲是否减慢，评估正中神经有无传导受损。

五、治疗

本病治疗包括非手术治疗和手术治疗。大多数患者通过非手术治疗，包括腕关节支具固定、局部药物注射、口服药物治疗、物理治疗等，就可以缓解症状。若这些治疗无效，则需要手术解除正中神经压迫。

1. 非手术治疗

（1）药物治疗

1）局部注射皮质类固醇：是治疗腕管综合征的常用方法，可以减轻局部炎症和水肿，常用药物包括甲泼尼龙、泼尼松龙等。

2）局部注射利多卡因：可以减少神经和肌腱周围的炎症反应。

3）口服皮质类固醇：也可以减轻炎症和肿胀，但不如注射药物有效。常用药物包括泼尼松、泼尼松龙等。

4）口服非甾体抗炎药：如布洛芬，可能会在短期内帮助缓解腕管综合征的疼痛，但是不能改善腕管综合征。

（2）其他治疗

1）腕关节支具固定治疗：通过支具固定，可以减少腕关节重复的屈伸及旋转活动，从而减轻肿胀和炎症。

2）物理治疗：超声波治疗、低剂量激光治疗，可以增加局部血流速度和组织代谢，缓解肿胀。

2. 手术治疗　如果症状严重且非手术治疗无效，则需要进行手术治疗。手术的主要作用是解除对神经的压迫因素，可分为开放手术和内镜手术。相比于开放手术，内镜手术后恢复时间较短，比开放手术更早恢复工作，但价格也相应更贵。

（1）注意事项：术后需要注意手部清洁与消毒，不要沾水，不要洗澡，可以用湿毛巾避开手术部位擦拭身体。

（2）用药注意事项

1）按照医嘱到正规医院进行药物注射，请勿自行注射。

2）需要按照医嘱服药，不要漏服或多服。若出现呕血、腹痛难以忍受时，请及时就医。

3. 定期复查　遵医嘱定期到医院复查，主要复查肌电图、神经传导等项目。

4. 饮食　手术患者宜清淡、易消化饮食，术后可恢复正常饮食。

5. 运动　术后运动：术后1个月内，避免重复使用手和过度伸腕，可以逐渐恢复日常活动。若为非手术患者：日常注意避免过度用手，腕部处于弯曲位置时，减少重复、强烈抓握，在重复的手腕活动中常休息。

六、预防

1. 不可改变危险因素的预防　老年、女性、妊娠、围绝经期：目前暂无明确的有效预防措施，但养成良好的用手习惯，避免反复弯曲和伸展手腕，在长时间的活动时，进行适当的放松，有助于预防本病。

2. 可改变危险因素的预防

（1）肥胖人群：积极控制体重，每天运动，但是应该避免重复的举重训练。

（2）风湿性关节炎、腱鞘炎、甲状腺功能减退、糖尿病患者：应积极治疗原发病，控制疾病发展。

（3）重复腕部运动职业人群：经常从重复活动中休息，每30分钟放松手腕10秒，使用工具时保持手腕伸直，避免重复用力抓握姿势。

第十五章 老眼昏花

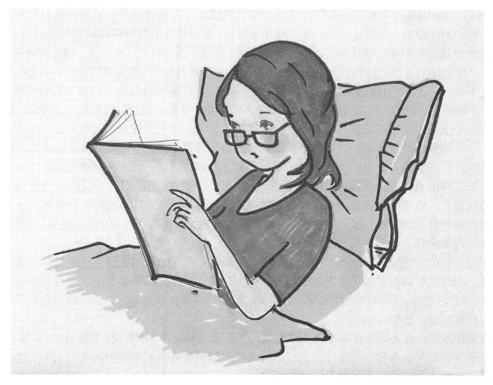

俗话说"四十七八，两眼花花"，这便是老花眼（老视）了。所谓的"老花"，是指上了年纪的人，逐渐产生近距离阅读或工作困难的情况，这是人体功能老化的一种现象。老花眼发生的年龄因人而异，绝大多数人在 40～45 岁眼睛会悄悄出现"老花"。国外研究发现：一个 60 岁健康人的视网膜接收到的光线只是一个 20 岁青年人的 1/3。

人的眼球近似球形，眼球壁分为外层、中层和内层。外层由角膜和巩膜构成，又称为纤维膜层；中层具有丰富的色素和血管，包括虹膜、睫状体和脉络膜三部分；内层是视网膜，为一层透明的薄膜，是视觉形成的神经信息传递的第一站。房水、晶状体、玻璃体，三者透明，与角膜共同构成屈光介质。外界光线经过一系列折射和反射，最终成像在视网膜上。为了能看清近距离的目标，眼睛需要增加晶状体的曲率，从而增加眼的屈光力，这种为了看清近物而改变屈光力的功能称为眼调节。随着年龄的增长，眼调节能力下降，从而引发视近困难，需要另外增加凸透镜才能有清晰的近视力，这种现象称为老视，也就是俗称的"老眼昏花"。老花眼是人体生理上的一种正常现象，是身体开始衰老的信号。随着年龄增长，眼球晶状体逐渐硬化、增厚，丧失了柔软度及弹性，而且眼部肌肉的调节能力也随之减退，导致变焦能力降低。因此，当看近物时，由于影像投射在视网膜时无法完全聚焦，看近距离的物件就会变得模糊不清，产生"雾里看花"的感觉。即使注意保护眼睛，眼睛老花的度数也会随着年龄增长而增加，一般是按照每 5 年加深 50 度的速度递增。

根据年龄和眼睛老花度数的对应表，大多数本身眼睛屈光状况良好，也就是无近视、远视的人，45 岁时眼睛老花度数通常为 100 度，55 岁时提高到 200 度，到了 60 岁左右，度数会增至 250～300 度，此后眼睛老花度数一般不再加深。

远视眼患者，老花眼出现要比正常眼为早，而近视眼患者出现此症要比正常眼晚，或终身不用老花镜。

老花眼是一种生理现象，是由年龄增加引起的，并非屈光不正。对于女性而言，因为雌激素水平下降，晶状体纤维化加剧，睫状肌收缩能力下降，眼调节能力降低。随着围绝经期的到来，老花眼也随之而至。老花眼的不适感觉因人而异，与个人的机体状态、用眼习惯、职业特点和色彩喜好等因素有关。

老花眼又称"视敏度功能衰退症"，生活中主要表现为：①视近困难。老年人会逐渐发现在往常习惯的工作距离阅读看不清楚小字体，看远的相对清楚，而且所需的阅读距离随着年龄的增加而增加。②阅读需要更强的照明度。刚开始时，晚上看书有些不舒适，因为晚上灯光较暗，随着时间的推移，即使在白天从事近距离工作，也易疲劳，所以老花眼的人晚上看书喜欢用较亮的灯光，有些老年人甚至喜欢在阳光下看书。③视近不能持久。因为眼调节能力减退，老花眼要在接近双眼调节极限的状态下近距离工作，不能持久，最后无法阅读，甚至会出现眼胀、流泪、头痛、眼部发痒等视觉疲劳的症状。

中医对于老花眼也早有记载。《素问·金匮真言论》说："东方青色，入通于肝，开窍于目，藏精于肝。"《诸病源候论》说："肝候于目而藏血，血则营养于目。"《素问·五脏生成》说："肝受血而能视。"说明只有肝脏的藏血功能正常，肝血才能濡养目窍，而发挥明视万物的功能。"肝开口于目，肝之精渐衰，或劳瞻竭视，阴血暗耗，阴精不足，不能配阳，故目中光华虽可发越于外，但不能收敛视近"。临床可见视远如常，视近则模糊不清，将目标移远即感清楚，故常不自主地将近物远移。随年龄增长，即使将书报尽量远移，也难得到清晰视力，并可伴有视疲劳、酸胀、多泪、畏光、干涩及伴头痛等症状。

矫正老花眼的方法主要有以下三种：①佩戴框架眼镜是矫正老视的主要方法，借助凸透镜的力量代替调节，把近点移到习惯的工作距离以内。其中包括传统的单光（单焦）镜及最近几年出现的双光（双焦）、多焦渐进片。②选用角膜接触镜。③手术治疗。随着技术的不断进步，矫正老花眼的手术方式出现多样化的发展趋势。

日常养护方面，首先需要克服不良生活习惯，少吸烟、不酗酒、不熬夜，限定手机/平板/电脑使用时间。也不要轻易相信各种广告滥用眼药，尽量避免长时间在昏暗的环境中阅读和工作。老年人要做好眼睛保健工作，及时治疗内科疾病。动脉硬化、高血压和糖尿病都会影响视网膜，严重的视网膜病变可导致失明。因此患有这些疾病的中老年人应及时就诊和治疗，避免因病情恶化而影响视力。

坦然面对眼疾，注意从食物中摄取充足的维生素和矿物质，必要时适当补充。可以多吃一些富含维生素 A 的食物，如动物肝脏、胡萝卜、番茄、青椒、红椒、菠菜、红枣等。多吃富含蛋白质的食物，如肉、鱼虾类。多吃富含钙、磷、锌等矿物质的食物，如油菜、菠菜、黄豆、杏仁、紫菜、海带等。

中医饮食疗法：对于人体衰老的规律，中医在两千多年前就有认识。由于老花眼主要缘于脾胃肝肾的自然衰老，脏腑精气不能上输营养目瞳。枸杞子为补益肝肾的要药，也能明目；菊花可以清肝明目，两者配合，一清一补，标本兼顾，对眼睛有明显的保护作用。故中医汤药中记载，白菊花、枸杞子各 5g，用开水冲泡，代茶饮，每日 1 剂，坚持服用 3 个月。有滋补肝肾、清肝明目的功效，尤适宜老花眼视物不清者。

加强体育锻炼，能改善血液循环，延缓眼疾的发生及发展。尤其是球类运动，如乒乓球，可以改善老年人眼球的调节能力。但要注意的一点是，在户外运动应该尽量避免强光刺激，建议佩戴有色眼镜。雪天尤其需要佩戴护目镜保护眼睛。

此外，健康用眼，对于老花眼的改善也有一定帮助。包括以下几点。

（1）冷水洗眼：每在晨起和睡前用冷水洗眼洗脸。将眼睛浸泡在洁净冷水中 1~2 分钟或用手泼水至眼中，再用毛巾擦干眼部，然后用手指轻揉眼睛周围 30 次左右。

（2）定时远眺：每天早起、中午、黄昏前，远眺 1~2 次，要选最远的目标，目不转睛地视物 10 分钟左右。

（3）经常眨眼：常眨眼可以振奋和增强眼肌动能，延缓衰老。做法是一开一闭眨眼，每次 15 下左右，同时用双手轻揉双眼，滋润眼球。

（4）旋转眼球：顺时针和逆时针循环旋转，可改善眼肌血液循环，提神醒目。

（5）热敷护眼：用热毛巾敷在眼睛上，交换几次，可使眼部血管畅流，供给眼肌氧分和营养。

（6）防眼疲劳：看书报和电视时，保持一定距离，时间不宜过长，防止眼肌和视力过度疲劳。

围绝经期的姐妹们，您的慧眼需要您自己呵护，注意日常健康用眼，必要时就医诊治，让您看得清清楚楚，明明白白。

第十六章 激 素 治 疗

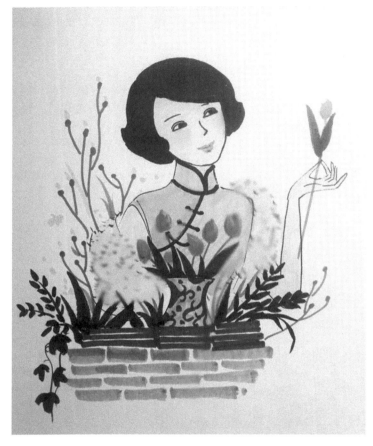

一、绝经激素治疗

《中国绝经管理与绝经激素治疗指南（2023版）》指出：绝经是女性人生中的一件大事，建议"赋予女性新的活力，重新塑造个人的生活、人际关系和未来目标"。绝经管理的理念是在缓解绝经相关症状的同时，预防中老年慢性疾病的发生，是在"治已病"的同时兼顾"治未病"。

40岁以上女性停经12个月，排除妊娠及其他可能导致闭经的疾病后，即可临床诊断为绝经。40～45岁绝经为"早绝经"，40岁之前出现卵巢功能衰退的综合征称为POI，这是在中文指南性文件中首次提出"早绝经"概念。

中国女性开始进入围绝经期的平均年龄为46岁,绝经平均年龄为48～52岁,约90%的女性在45～55岁绝经。中国女性常见的绝经相关症状为乏力虚弱、易激惹、睡眠障碍、肌肉骨骼关节疼痛和潮热、出汗等。

绝经激素治疗（MHT）是针对卵巢功能衰竭而采取的一种治疗措施，是以雌激素补充为核心的一种疗法，是针对引起绝经相关问题的根本原因——雌激素缺乏的治疗，因此可称之为针对病因的治疗。

MHT是医疗措施，需有适应证、无禁忌证才可应用；MHT的获益和风险与启动时机密切相关；

有子宫的女性 MHT 时应加用足量足疗程孕激素；MHT 必须个体化；每年应至少接受 1 次全面的获益/风险评估；尚无证据支持限制 MHT 应用的时间；仅为改善绝经生殖泌尿综合征（genitourinary syndrome of menopause，GSM）症状时建议首选阴道局部雌激素治疗。

1. 适应证

（1）绝经相关症状

1）月经紊乱。

2）疲乏无力。

3）血管舒缩症状：潮热、出汗。

4）睡眠障碍：入睡困难、多梦易醒、夜间觉醒、缺乏深睡眠。

5）情绪障碍：易激动、烦躁、焦虑、紧张、情绪低落、常感孤独、敏感多疑。

6）躯体症状：胸闷、气短、心悸、肌肉关节痛、咽部异物感、皮肤感觉异常等。

但需排除器质性疾病后再考虑与绝经相关，必要时可请相关专科医生会诊。

（2）生殖道泌尿道萎缩相关问题：因卵巢功能衰退，雌激素水平大幅度降低，阴道壁萎缩，黏膜变薄，上皮细胞内糖原含量减少，阴道内 pH 上升，局部抵抗力降低，致病菌容易入侵繁殖引起感染和炎症。

GSM 包括与绝经雌激素缺乏相关的生殖道及泌尿系统的症状和体征，生殖系统症状包括生殖道干涩、烧灼、刺激及阴道缺乏润滑导致的性问题和疼痛；泌尿系统症状包括尿急、尿频、尿痛和反复泌尿系统感染。

（3）存在骨质疏松高危因素，低骨量、绝经后骨质疏松症及骨折风险：绝经后 4～5 年，骨质呈急速的指数流失，继而速度减慢。椎骨年化丢失率由绝经 2 年内的 2.5%到绝经 2～4 年的 1.8%，随后降至 1%。绝经后骨量流失严重，MHT 可以减少无骨质疏松的绝经后妇女的骨折。

1）骨质疏松的高危因素

· 绝经尤其是早绝经。

· 早发性卵巢功能不全（POI）。

· 脆性骨折（即非暴力或轻微外力后骨折）家族史。

· 维生素 D 及钙等营养摄入不足。

· 低体重 （BMI<18.5 kg/m²）。

· 缺乏运动、吸烟、过度饮酒等不良生活习惯。

· 一些影响骨代谢的慢性疾病及长期服用糖皮质激素等药物。

临床常用骨质疏松风险一分钟测试题及亚洲人骨质疏松自我筛查工具（OSTA）来判断是否存在骨质疏松的高危因素。

2）过早的低雌激素状态

· 早发性卵巢功能不全（POI）。

· 下丘脑垂体闭经。

· 手术绝经等。

由于这类患者较正常绝经女性更早出现雌激素水平下降，其相关问题如骨质疏松、心血管疾病、生殖道泌尿道萎缩症状及认知功能减退的风险更大。

因此，经评估后如无禁忌证应尽早开展激素补充治疗，并需要给予 MHT 标准剂量较高的雌激素。

2. MHT 禁忌证

（1）已知或怀疑妊娠：围绝经期女性，月经紊乱时应注意排除妊娠相关问题如宫内妊娠、异位妊娠、滋养细胞疾病等。

（2）原因不明的阴道流血：阴道流血的病因包括肿瘤性、炎症、医源性、创伤性和卵巢功能失调等，在予以性激素治疗围绝经期月经失调前应仔细鉴别。

（3）已知或可疑患有乳腺癌。

（4）已知或可疑患有性激素依赖性恶性肿瘤。

（5）最近 6 个月患活动性静脉或动脉血栓栓塞性疾病。

（6）严重肝肾功能不全。

对于肝肾功能异常的患者，应用 MHT 时推荐经皮途径；若重复测定肝肾功能高于正常值的 2～3 倍，建议先行内科治疗。

MHT 是医疗措施，只是在有适应证时才考虑应用。评估存在 MHT 禁忌证者，不建议全身应用 MHT。

3. MHT 慎用情况

（1）子宫肌瘤：是一种雌孕激素依赖性良性肿瘤，雌激素是促使肿瘤生长的主要因素，有手术指征者应进行手术治疗，但其并非 MHT 禁忌证，而是列为慎用情况，MHT 使用中子宫肌瘤可能稍增大，因此需密切随访。子宫肌瘤患者应用 MHT，雌激素口服比经皮途径更安全，替勃龙比雌孕激素连续联合方案更安全。

（2）子宫内膜异位症及子宫腺肌病：子宫内膜异位症是雌激素依赖性良性疾病，但具有恶性倾向，易复发，有恶变风险。尚无证据表明具有子宫内膜异位症病史的围绝经期及绝经后期女性使用 MHT 可能增加复发和恶变风险，建议子宫内膜异位症的绝经后期女性首选雌孕激素连续联合方案或替勃龙治疗，且在 MHT 过程中应密切随访，手术切除子宫的子宫内膜异位症女性开始 MHT 至少应用雌孕激素连续联合方案或替勃龙治疗 2 年。子宫腺肌病患者 MHT 是否加重病情或者增加恶变风险目前尚无相关证据，建议首选连续联合方案或替勃龙治疗。

（3）子宫内膜增生史

1）子宫内膜增生不伴非典型增生患者在内膜转化后，应用 MHT 时需足量足疗程加用孕激素，首选雌孕激素连续联合方案，并按子宫内膜增生指南进行监测随访。

2）子宫内膜不典型增生者，无生育要求建议行子宫全切加双侧输卵管切除术，术后可进行 MHT，无明确证据表明此类无子宫患者进行 MHT 需加用孕激素。

3）子宫内膜单纯增生及复合增生的癌变率很低，为 0%～7%，不典型增生癌变率可达 25%～33%，子宫内膜增生需要提防癌变，使用雌激素需要注意该情况。

（4）血栓形成倾向：雌激素刺激肝脏产生凝血因子，增加血栓风险。所有围绝经期和绝经后期女性开始 MHT 前均需对血栓形成的危险因素进行了解和评价，有阳性病史者建议专科就诊咨询。以下情况增加血栓风险。

1）抗磷脂综合征。

2）自身免疫病。

3）恶性肿瘤。

4）慢性心肺疾病。

5）慢性肾病。

6）肥胖。

7）手术。

8）肢体制动或长期卧床。

9）多发性外伤。

10）骨折。

11）血栓栓塞病史及家族史。

2000～2019 年的一项荟萃分析系统综述表明：MHT 开始的时机不同，血栓风险不同：>60 岁或绝经 10 年以上，风险增加（1.79，95% CI 1.39～2.29）；<60 岁或绝经 10 年以内，风险不增加（0.69，95% CI 0.25～1.93）。

亚洲女性的静脉血栓风险相对较低，但对于有血栓风险的女性应注意血栓形成。有血栓形成危险因素者采用经皮雌激素时血栓风险显著低于口服雌激素。

（5）胆石症：胆汁中主要成分是胆固醇、胆色素和钙盐，80% 的胆结石主要是由"胆固醇-胆固醇结晶"堆积构成的。雌激素是较强的肌肉松弛剂，胆囊在雌激素的作用下，收缩作用减弱致大量胆汁堆积。雌激素促进胆固醇水平升高，均促进了胆结石的形成，胆结石增加了胆囊手术的概率。经皮雌激素和局部雌激素治疗，可以避免药物的肝脏首过效应，对胆石症的影响相对较小，可能具有较高的安全性。

（6）免疫系统疾病

1）系统性红斑狼疮（SLE）：是一种多发于青年女性的、累及多脏器的自身免疫性结缔组织病，在遗传因素、环境因素、雌激素等各种因素相互作用下，导致 T 淋巴细胞减少，抑制性 T 细胞功能降低，B 淋巴细胞过度增生，产生大量的自身抗体，并与体内相应的自身抗原结合形成相应的免疫复合物，沉积在皮肤、关节、小血管、肾小球等部位，可发生心包炎、心内膜炎、肾脏改变、肺泡出血等。

SLE 患者易较早出现动脉粥样硬化和骨质疏松，静脉血栓风险较高。对于病情稳定或处于静止期的 SLE 患者，可在严密观察下行 MHT，推荐首选经皮雌激素，降低血栓风险。虽然有一些证据显示 MHT 与轻至中度 SLE 发作风险增加有关，但未发现 MHT 与重症 SLE 发作的风险存在关联。

2）类风湿关节炎（RA）：由于使用糖皮质激素，RA 患者骨质疏松的发病率高于同龄同性别健康人群。尚未见到 MHT 导致 RA 病情加重的文献报道。在治疗 RA 相关的骨质丢失时，可以使用 MHT。

（7）乳腺良性疾病、乳腺癌家族史：乳腺良性疾病的诊断取决于组织活检。乳腺良性疾病不是 MHT 的禁忌证。MHT 不增加乳腺良性疾病恶变为乳腺癌的风险。家族史和 MHT 与乳腺癌的风险之间关系相互独立，即 MHT 不会进一步增加有乳腺癌家族史女性的乳腺癌风险。

但是，乳腺是多种内分泌激素的靶器官，其中雌酮及雌二醇与乳腺癌的发病有直接关系，乳腺癌发病率居女性恶性肿瘤之首，MHT 中的孕激素增加乳腺癌的发病率。所以，乳腺良性疾病及乳腺癌家族史患者行 MHT 前应慎重。

（8）癫痫、偏头痛、哮喘

1）MHT 剂量的增加可导致癫痫发作的频率上升，因 MHT 可降低抗癫痫药拉莫三嗪的血清浓度，目前的大多数数据源自口服避孕药，缺乏 MHT 的直接证据。

2）偏头痛的原因有很多，当治疗效果欠佳时，应警惕血栓。血雌激素水平波动与偏头痛的发作密切相关，连续联合方案对偏头痛的发作影响最小。

3）MHT 可能增加哮喘的发作频率。

（9）血卟啉病、耳硬化症

1）血卟啉病的发作可能与血雌、孕激素相关，特别是孕激素，有少数口服避孕药引起血卟啉病发作的报道。这意味着 MHT 可能导致血卟啉病的发作，对患者建议时应慎重。经皮雌激素通常不会引起血卟啉病发作。在血卟啉病稳定期，可考虑放置左炔诺孕酮宫内缓释系统（LNG-IUS，临床常用曼月乐）后加雌激素治疗。

2）耳硬化症属于半显性遗传病，遗传因素在疾病的发病过程中发挥着重要作用。女性发病率高于男性，提示该病可能与雌激素有关，但有证据提示妊娠及口服避孕药并不加重耳硬化症。如需 MHT，建议用药时加强随访，如无耳硬化症加重，可继续用药。人工镫骨置换术后 MHT 不增加复发风险。

（10）现患脑膜瘤（禁用孕激素）：脑膜瘤与雌激素无关。既往用过孕激素避孕的女性脑膜瘤术后复发率升高，现患脑膜瘤者禁用孕激素。脑膜瘤术后复发主要与手术彻底性及分型有关。

有 MHT 慎用情况的女性，应权衡利弊选择个体化 MHT 方案，并加强检测和随访，力争获益大于风险。

二、MHT 的获益与风险

1. 对于绝经相关的血管舒缩症状，MHT 是最有效的治疗措施。中成药/植物药、选择性 5-羟色胺再摄取抑制剂、选择性 5-羟色胺和去甲肾上腺素双重再摄取抑制剂及可乐定、植物雌激素等非激素治疗也有一定效果，适用于存在 MHT 禁忌证、暂不适合 MHT 或对 MHT 有顾虑而不愿意使用者。

2. 对于精神心理问题，MHT 能够改善绝经过渡期和绝经后期女性的情绪障碍，但尚无临床证据支持单用 MHT 可治疗抑郁症。对于其他躯体症状应进行多学科协作诊疗，需相关科室协助排除器质性疾病后再行 MHT，某些情况下不能确认或排除器质性疾病时也可通过短暂的试验性 MHT 加以鉴别诊断。

3. 针对围绝经期异常子宫出血、GSM、围绝经期及绝经后女性性健康及避孕问题，国内已存在相应的指南或专家共识。

4. 针对 MHT 的长期获益和风险，强调以下几点。

（1）MHT 与骨骼健康：MHT 对骨健康具有保护作用，应用时间至少需 3～5 年。MHT 对心血管的影响与启动时机密切相关，对于年龄＜60 岁、绝经 10 年内且无心血管疾病的女性，启用 MHT 不增加冠心病和卒中风险，且能够降低冠心病死亡率和全因死亡率；MHT 相关的静脉血栓栓塞症风险随着年龄增长而增加，且与肥胖程度呈正相关，对于高危女性，经皮雌激素可能更安全；对于认知减退和阿尔茨海默病，尽早启动 MHT 有益，特别是对于手术绝经的女性，晚启动可能会对认知功能产生不利影响，增加发病风险；MHT 可降低绝经后女性空腹血糖和胰岛素抵抗，增加胰岛素敏感性，有助于血糖控制，减少或延缓发展为 2 型糖尿病的风险，且 MHT 可改善脂代谢异常，减少腹部脂肪堆积和总体脂肪量，有助于降低代谢综合征的发生风险。伴有代谢综合征的肥胖女性有更高的血栓风险，应优先选择经皮雌激素治疗。目前尚无充分证据证实雌激素对关节炎具有保护作用。肌少症近年来广受重视，但 MHT 治疗肌少症的作用仍存在争议。

（2）MHT 与乳腺癌

1）乳腺癌是女性发病率最高的恶性肿瘤。由于我国女性乳腺癌发病年龄较轻，与绝经管理的目标人群高度重叠，因此无论是否行 MHT，均应充分重视中年女性的乳腺癌筛查。

2）MHT 与乳腺癌的关系复杂。具体的 MHT 方案、药物、用药持续时间及患者本身特征均可能对乳腺癌发病风险产生影响，指南中将 MHT 与常见不良生活方式对于乳腺癌的发病风险影响进行了对比，强调雌、孕激素联合应用轻度增加乳腺癌发病风险（属于罕见级别，＜1‰），增加的风险略高于每日 1 杯葡萄酒但小于每日 2 杯葡萄酒，与肥胖和活动少的风险相当。

3）乳腺癌发病风险可能与孕激素种类有关。含天然黄体酮或地屈孕酮的 MHT 方案较含其他合成孕激素方案相关的乳腺癌发病风险低。乳腺癌发病风险还与 MHT 使用时长有关，随着用药时间的延长，应用合成孕激素的 MHT 所致乳腺癌风险有所增加。

4）对于乳腺癌幸存者，应重视其低雌激素相关症状管理，但不建议全身应用 MHT；改善 GSM 症状首选阴道润滑剂和保湿剂，如不能缓解，建议选择严格阴道局部作用的雌激素——普罗雌烯胶丸或乳膏。

（3）MHT 与子宫内膜癌：MHT 时应加用足量足疗程的孕激素以保护子宫内膜。雌孕激素序贯治疗若每月孕激素使用天数不短于 10 天，5 年内不增加子宫内膜癌风险，5 年以上风险逐年增加；雌孕激素连续联合治疗不增加子宫内膜癌风险。有绝经症状的早期子宫内膜样腺癌手术后患者可考虑应用MHT，现有证据表明不增加肿瘤复发风险、新发肿瘤风险和死亡风险。

（4）MHT 与宫颈癌：MHT 不增加子宫颈鳞癌的发生风险，同时可提高子宫颈鳞癌患者手术/放化疗后的生活质量，不增加复发及死亡率。MHT 与子宫颈腺癌的风险关系尚不明确。

（5）MHT 与卵巢癌：MHT 是否增加卵巢癌风险尚无一致结论，多数研究认为 MHT 不增加卵巢上皮癌的复发风险，但低级别浆液性和子宫内膜样卵巢癌不推荐 MHT。MHT 不增加卵巢生殖细胞肿瘤复发风险，但不推荐用于卵巢性索间质肿瘤如颗粒细胞瘤。

（6）MHT 与其他肿瘤

1）未发现 MHT 与肺癌和血液系统肿瘤之间存在明确的联系。

2）MHT 可降低结直肠癌发病率及死亡率。

三、MHT 的方案选择

1. MHT 常用方案

（1）对于过早的低雌激素状态，建议以雌孕激素序贯方案为主，雌激素剂量应高于正常绝经女性的 MHT 常规用量，且强调孕激素用量需与雌激素匹配，以充分保护子宫内膜。

（2）对于围绝经期和绝经后早期健康女性，推荐使用标准剂量或低剂量雌激素+地屈孕酮或黄体酮序贯方案。绝经 1 年后，如不愿有月经样出血，也可选择连续联合方案或替勃龙方案。对于绝经后晚期的健康女性，可选择低剂量雌激素+地屈孕酮/黄体酮连续联合方案或替勃龙方案，雌激素用药优先选择经皮途径。

（3）对于 BMI＞25 kg/m^2 的超重或肥胖且患有代谢综合征或高血压女性，优先选用低剂量或超低剂量含经皮雌激素的方案。绝经过渡期和绝经后早期女性可采用周期序贯或连续序贯方案，绝经后晚期建议采用连续联合方案。

2. MHT 常用药物　MHT 是以雌激素补充为核心的治疗。

（1）单孕激素方案：适用于绝经过渡期早期尚未出现低雌激素症状，但因卵巢功能衰退导致的排卵障碍性异常子宫出血，需用足量足疗程孕激素调整月经周期及保护子宫内膜。

1）后半周期孕激素治疗：地屈孕酮 10～20 mg/d 或微粒化黄体酮 200～300 mg/d，于月经周期或撤退性出血的第 14 天，连续用 10～14 天。

2）长周期或连续孕激素治疗：适合有子宫内膜增生史或月经量多的患者。LNG-IUS 对子宫内膜的保护作用最强，可优先选用。当出现低雌激素相关症状后，建议转为雌激素联合孕激素方案。

（2）单雌激素方案：适用于子宫已切除的女性，通常连续用药。

1）口服：戊酸雌二醇 0.5～2 mg/d 或 17β-雌二醇 1～2 mg/d 或结合雌激素 0.3～0.625 mg/d。

2）经皮：雌二醇凝胶每日 0.5～1 计量尺（每计量尺为 2.5 g 凝胶，含 1.5 mg17β-雌二醇），涂抹于手臂、肩部、头颈部、腹部或大腿部（避开乳房及会阴）。半水合雌二醇贴每 7 天贴一次，每次 0.5～1 计量尺。

（3）雌孕激素序贯方案：适用于有完整子宫，仍希望有月经样出血的女性。

1）连续序贯方案：在治疗过程中雌激素每日用药，孕激素周期用药。可采取连续序贯复方制剂，如 17β-雌二醇片/17β-雌二醇地屈孕酮片（1/10 或 2/10 剂型）1 片/天，每周期 28 天，连续应用。也可连续口服或经皮使用雌激素，每 28 天后半程加用孕激素 10～14 天。

2）周期序贯方案：在治疗过程中每周期有 3～7 天停药期。可采用周期序贯复方制剂，如戊酸雌二醇片/戊酸雌二醇醋酸环丙孕酮片，1 片/天，共 21 天，停药 7 天后开始下一周期。也可采用连续口服或经皮使用雌激素 21～25 天后，后 10～14 天加用孕激素，停药 3～7 天再开始下一周期。

（4）雌孕激素连续联合方案：建议绝经 1 年以上，有子宫但不希望有月经样出血的女性采用本方案。可连续口服雌激素（雌二醇 1～2 mg/d 或结合雌激素 0.3～0.625 mg/d）或经皮使用雌激素（雌二醇凝胶 0.75～1.5 mg/d、雌二醇皮贴 25～50 μg），同时口服地屈孕酮（5～10 mg/d）或微粒化黄体酮（100～200 mg/d）。也可以采用复方制剂如雌二醇屈螺酮片（每片含 1 mg 雌二醇，2 mg 屈螺酮）1 片/天，连续给药。对于已经放置 LNG-IUS 的女性，只需每日口服或经皮使用雌激素。

（5）替勃龙方案：替勃龙 1.25～2.5 mg/d，连续应用，非预期出血较少，适用于绝经 1 年以上，且服药期间不希望有月经样出血的女性。

（6）阴道局部雌激素方案：GSM 的首选方案。普罗雌烯胶丸或乳膏、雌三醇乳膏和结合雌激素乳膏均可选择，阴道用药胶丸 1 粒/天、乳膏 0.5～1 g/d，连续使用 2～3 周，症状缓解后改为 2～3 次/周，或根据疗效逐渐递减每周使用次数。

短期局部应用雌激素阴道制剂，无须加用孕激素，但缺乏超过 1 年使用的安全性数据，长期使用（6 个月以上）者应检测子宫内膜。

（7）其他 MHT 方案

1）尼尔雌醇：口服尼尔雌醇 2 mg，每 15 天 1 次，每 3 个月加用孕激素 10 天，以避免尼尔雌醇对子宫内膜的刺激。

2）巴多昔芬：巴多昔芬 20 mg/结合雌激素 0.45 mg，可用于有完整子宫的女性预防骨质丢失和缓解绝经相关症状，不用额外添加孕激素，在北美地区常用。

3）普拉睾酮［活性成分为脱氢表雄酮（DHEA）］：已被美国食品药品监督管理局（FDA）批准作为 GSM 用药。

四、常见 MHT 的不良反应

1. 非预期阴道出血

（1）概述：是性激素治疗期间的非预期出血，非性激素周期撤退引起的出血，实质上是一种医源性异常子宫出血（AUB-I）。

（2）临床表现

1）点滴出血：不超过一片卫生巾/天。

2）中等量：月经量出血。

3）大量出血。

2. 子宫内膜增厚

（1）Jacob 认为绝经后未行 MHT 者，阴道超声双层内膜厚度（ET）<5 mm 提示内膜癌风险小（敏感度 80.5%，特异度 85.7%）。

（2）目前对于 MHT 使用者 ET 的阈值尚不明确，有学者认为 MHT 中监测子宫内膜厚度对接受连续联合厚度治疗的意义较大。

（3）有学者认为连续联合方案若 ET>5 mm 或形态不规则或回声不均匀，应考虑内膜活检或子宫腔活检。

（4）也有学者认为绝经后女性发生不规则出血都需要进一步检查，而不管超声 ET 结果是多少。

3. 子宫内膜增生　略。

4. 乳房胀痛

（1）MHT 中乳房胀痛并不常见。

（2）在雌孕激素联合补充最初 2 个月内，有些女性会感觉乳房胀大、乳房及乳头触痛，一旦出现则感到恐惧和困扰。

（3）常发生于既往经前乳房有明显胀痛的妇女，经过一段时间的适应，多会自行消失。

5. 乳腺增生

（1）乳腺增生为育龄女性的常见病。

（2）一般意义上的乳腺增生并非病理性改变。

（3）多项研究证实：雌激素补充治疗使乳腺增生的风险增加。

6. 体重增加

（1）在 MHT 初始治疗中有部分女性出现体重增加的现象。

（2）部分围绝经期女性因恐惧体重增加而不愿接受或使用 MHT。

（3）女性围绝经期出现体重增加和腹型肥胖是由于雌、孕、雄激素水平降低。

（4）大量研究证实，对围绝经期女性进行合理正确的 MHT 治疗，不会引起体重增加。

7. 血脂问题

（1）绝经可导致血脂成分的不良改变。

（2）绝经后女性较绝经前相比，总胆固醇上升 14%，甘油三酯升高 12%，低密度脂蛋白（LDL）升高 27%，高密度脂蛋白（HDL）下降 7%。

（3）MHT 对脂代谢有改善作用，包括升高 HDL，降低 LDL 和总胆固醇；但可能轻度升高甘油三酯。

8. 类经前期紧张综合征

（1）15%～20%的 MHT 人群会出现类似经前期综合征。

（2）乳房胀痛。

（3）中枢神经系统方面的表现：头痛、抑郁、易怒和情绪不稳定等。

（4）体重改变。

（5）水肿。

（6）性欲改变。

（7）疲惫感。

9. 偏头痛

（1）女性偏头痛发生率约为男性的 3 倍，女性在围绝经期前后更易有偏头痛发生，这反映了雌激素水平的变化对偏头痛的发生确有促进作用。

（2）MHT 治疗可以使既往无偏头痛的女性出现偏头痛，或者使既往有偏头痛病史的患者的症状更加严重。

10. 血栓性静脉炎 在欧美国家，MHT 引起的血栓性静脉炎较常见。有以下研究发现。

（1）应用 MHT 可使血栓栓塞性疾病的风险增加。

（2）开始应用 MHT 1～2 年的风险最高。

（3）随着 MHT 用药时间的延长，风险下降。

（4）停止应用 MHT 后，发生血栓栓塞性疾病的风险降低。

（5）有血栓性静脉炎或静脉血栓史者，禁用 MHT。

11. 胆石症 略。

12. 肝功能异常和皮肤过敏

（1）口服雌孕激素主要经过肝肾代谢，有不同程度的肝脏首过效应，增加了肝脏的负担，恶化了原有的基础疾病。

（2）经皮雌激素种类有雌二醇凝胶和贴剂。少部分患者可能出现局部皮肤过敏反应。

五、发生 MHT 不良反应的相关因素

1. 非预期阴道出血与雌孕激素作用有关

（1）临床表现：阴道出血（非预期）。

（2）发生机制

1）绝经后子宫内膜萎缩，但仍然保留着对性激素的反应能力。

2）当外源性刺激素补充达到刺激子宫内膜生长的阈值水平时，内膜发生反应引起出血。

（3）出血模式

1）孕激素治疗过程中异常子宫出血（AUB）。

2）孕激素后半周期疗法，未停药前出血。

3）孕激素全周期疗法过程中出血。

4）LNG-IUS 使用过程中出血。

5）雌孕激素治疗过程中 AUB。

（4）出血机制

1）雌激素撤退性出血：雌激素水平突然大幅下降，或雌激素治疗中断或减量一半以上（如漏服），出血情况视内膜增殖程度而定（排卵性出血）。

2）雌激素突破性出血：相当浓度雌激素长期作用，无孕激素对抗（功血最常见），雌激素水平与出血类型间存在半定量关系（青春期出血）。

3）孕激素撤退性出血：雌激素作用持续，孕激素作用中断。建立在内膜分泌相的基础上（自然月经出血或人工周期模拟月经出血）。

4）孕激素突破性出血：孕激素/雌激素过高，不能维持分泌期内膜完整性，小剂量雌激素突破性出血类似大剂量孕激素使用过程中的子宫出血（如大剂量孕激素止血过程中减量失误）。

（5）出血时机

1）雌激素撤退性出血：常见于自行停药、减量。

2）雌激素突破性出血：常见于偶然漏服、药物胃肠吸收差、卵巢内有小卵泡发育、体内卵巢功能与外源性激素活性不同步。

3）孕激素突破性出血：雌激素相对不足、长期使用大量高效孕激素、雌激素相对不足，难以维持内膜结构而出血（如 LNG-IUS）。

4）孕激素相对不足：子宫内膜增生而间质发育不良，子宫内膜血管密度异常增加，发生自发性突破性出血。

（6）非预期阴道出血的局部血管机制：很复杂，有很多因素参与。

1）正常月经：涉及内膜的 2/3 层（整个功能层），由螺旋动脉破裂引起。

2）MHT 出血：仅涉及内膜上层内膜新生微血管损伤（新生微血管缺乏肌肉细胞，血管脆性增加，收缩不足）。

3）MHT 异常出血常以非预期、间断或持续、淋漓不断等各种形式出现。

2. 内膜增厚增生与雌孕激素不平衡有关

（1）雌激素：促进子宫内膜细胞的有丝分裂、促进子宫内膜的增厚增生。

（2）孕激素：阻止子宫内膜异常增生的发生，也能使已增生过长的子宫内膜转化成正常的子宫内膜。

（3）研究证实内膜增厚增生因孕激素相对不足所致。

（4）持续使用无孕激素拮抗的雌激素治疗增加子宫内膜增生及癌变的风险。

（5）使用高剂量雌激素或肥胖的女性，需要较高剂量的孕激素转化子宫内膜。

（6）内膜增厚增生与 MHT 方案选择不当有关。外源性或内源性雌激素过多，加上无外源性孕激素拮抗或孕激素不足，子宫内膜增厚甚至发生异常增生。

（7）连续联合方案不增加内膜增生的风险。

Cochrane 数据库近期的一份综述通过对 45 项研究的综合分析指出：任何剂量的雌激素在无孕激素对抗的情况下单独使用 1～3 年以上都会增加子宫内膜增生风险。

连续联合使用低剂量雌激素加 1 mg 醋酸炔诺酮或 1.5 mg 醋酸甲羟孕酮，不会增加绝经后妇女的子宫内膜增生风险。

3. 乳腺问题与雌孕激素作用有关

（1）临床表现：乳房胀痛、乳腺增生。

1）外源性雌孕激素可以刺激乳腺组织，引起乳房胀痛或乳头痛。

2）MHT 对乳腺有不同程度的影响：乳腺上皮细胞增殖，密度增加。

3）乳房胀痛、乳腺增生不等于乳腺癌。

（2）发生乳腺癌的相关因素

1）高危因素

- 老年女性。

- 乳腺癌抑癌基因 BRCA1、BRCA2 变异者。

- 一级亲属中有早发乳腺癌患者 2 例。

- 单侧乳腺癌患者。

- 绝经后乳房密度达 75%。

2）中危因素

- 一级亲属中早发乳腺癌患者 1 例。

- 乳腺活组织检查有不典型增生。

- 胸部高剂量放射史，特别是青少年期的治疗。

- 绝经后高骨密度者。

3）低危因素

- 初产年龄＞30 岁。

- 初潮年龄＜12 岁。

- 绝经年龄＞55 岁。

- 未产妇。

- 未长期哺乳。

- 肥胖。

- 口服避孕药。

- MHT。

WHI 研究证据：MHT 5.2 年不增加乳腺癌的风险。国外研究显示：乳腺癌风险与孕激素种类有关。

- 口服 MHT 中雌激素联合黄体酮或地屈孕酮治疗不增加乳腺癌的风险，而人工合成孕激素则使其风险增加。

- 雌激素-黄体酮联合疗法对乳腺癌发生风险的相对风险为 1.00（0.83～1.22）。

- 雌激素-地屈孕酮联合疗法的相对风险为 1.16（0.94～1.43）。

- 雌激素联合其他孕激素疗法的相对风险为 1.69（1.50～1.91）。

（3）体重增加与 MHT 及绝经生理有关

1）MHT 治疗本身：MHT 治疗后绝经相关症状缓解，精神、食欲、睡眠恢复。

2）绝经生理特点

- 围绝经期及绝经后女性雌孕激素水平下降，会导致糖脂代谢异常（脂肪含量增加、蛋白质合成减少），诱发腹型肥胖和胰岛素抵抗。

- 围绝经期和绝经后妇女活动量减少，同时伴有基础代谢率下降。能量摄入大于消耗，体重增加更为明显。

- MHT 能有效控制体重，抑制向心性肥胖。

4. 血脂问题与雌孕激素作用相关

（1）雌激素作用：雌激素补充对血脂代谢有利的方面在于升高 HDL、降低 LDL 和胆固醇，但雌激素口服有升高 TG 的作用，约增加 20%，经皮雌激素不升高 TG。

（2）孕激素作用：合成孕激素能降低血浆中 HDL 浓度，轻度损害雌激素升高 HDL 的功效，天然孕激素影响较小。

（3）血脂改变与 MHT 药物方案有关：雌二醇/雌二醇地屈孕酮片和替勃龙对血脂的调节作用不同。

5. 类经前紧张综合征与雌孕激素作用相关　孕激素参与大脑神经多肽的调控,也可影响雌激素对 β-内啡肽的调控,因此 MHT 可以影响患者的情绪行为,出现一系列改变。

孕激素还可以引起肾素-血管紧张素-醛固酮系统的改变,导致水钠潴留,引起水肿、腹胀及体重增加等生理改变。

6. 其他不良反应均与雌孕激素作用相关

(1)偏头痛:与雌激素血清浓度波动有关。

(2)血栓性静脉炎:与雌激素增加凝血功能有关。

(3)胆石症:与雌激素降低胆酸分泌,增加胆汁中胆固醇饱和度有关。

(4)肝功能异常:与雌激素肝脏首过效应有关。

(5)皮肤过敏:与经皮途径使用雌激素有关。

六、医患携手,积极应对 MHT 不良反应

(一)医患良好沟通应贯穿 MHT 全程

沟通是信息从一个人传递到另一个人的过程。医患沟通是只有医生知道转换为医生和患者都要知道,只有了解药物的不良反应,患者才会有很好的依从性,才能取得满意的疗效。

医生与患者的关系,如同一套动作复杂的双人舞。虽然医师是领舞者,但决定舞蹈效果的是舞伴之间的默契、沟通与协调,两个舞伴发挥着同等重要的作用。

(二)积极应对 MHT 不良反应

1. 预防非预期阴道出血

(1)熟知阴道出血的临床表现与特点

1)MHT 过程中的非预期出血很常见。

2)MHT 最初 12 个月内,38%的序贯治疗和 41%的连续联合治疗方案有非预期的阴道出血,其中分别有 12%和 20%的出血患者需要接受宫腔镜和内膜活检。

3)出血模式多样化。

4)是患者终止 MHT 的最主要原因。

5)临床应对缺乏统一、有效的措施。

(2)关注非预期阴道出血的好发人群

1)刚开始服用。

2)漏服药物。

3)围绝经期(内源性卵巢或雌激素活性与外源性激素影响不同步)。

4)合并妇科疾病,如子宫肌瘤、子宫腺肌病、子宫内膜炎、子宫内膜增生、子宫颈息肉、阴道炎等。

5)全身疾病所致的凝血异常。

6)同时服用其他药物:抗凝剂、抗生素、抗惊厥药物。

7)慢性胃肠疾病患者:药物吸收不良。

(3)探寻非预期阴道出血的原因和机制

1)病史询问

• 本次出血情况。

• 出血持续时间、血量、用药哪个阶段出血(雌/孕)、是否漏服、有无伴随症状等。

• MHT 方案、启动时间、持续时间、绝经年龄、绝经前的月经模式、用药前评估及既往随访情况。

• 有无内膜癌的高危因素(是否有高血压、肥胖、妇科病史)。

- 有无其他伴随疾病及是否同时服用其他药物（注意排除中草药的干扰）。

2）体格检查

- 全身检查：一般情况，包括 BMI、 血压；精神状况，包括是否抑郁、焦虑。
- 妇科检查：外阴、阴道和子宫颈；子宫大小、质地、压痛等。
- 辅助检查：超声。

超声可以评估盆腔情况，尤其是内膜厚度、回声和形态，是阴道出血评估的首选检查，但出血期子宫内膜厚度易受干扰。目前能够排除病变的子宫内膜厚度阈值仍不统一，一般认为绝经后未行 MHT 内膜<5 mm 内膜癌的风险小，但 MHT 使用者内膜阈值尚不明确。

（4）目标化防范非预期阴道出血

1）选择合适的女性：权衡使用情况，把握适应证。

2）选择合适的启动时机：在围绝经期启动越早，发生非预期阴道出血的概率越低。

3）选择合适的药物

- MHT 的核心是合适药物的选择。
- MHT 药物包括雌激素、孕激素及如何配伍雌孕激素。
- 应选用天然的雌激素。
- 有子宫的患者配伍孕激素。
- 雌孕激素配伍方案应做到规范化下的个体化。
- 口服孕激素禁用于 MHT。

（5）选择合适的雌激素

1）雌激素剂量的标准化

- 标准剂量：口服 0.625 mg/d 结合雌激素（CEE）或与之相当。
- 低剂量：小于标准剂量或相当于 0.3 mg CEE 或 0.3～0.45 mg CEE。
- 极低剂量：相当于标准剂量的 1/4。
- 低剂量 MHT 的有效性已被证实，不良反应更少。
- 异常出血发生率：低剂量雌激素<标准剂量雌激素。
- 使用最低有效剂量雌激素是 MHT 的原则。

标准剂量：口服 17β-雌二醇 2 mg；低剂量：口服 17β-雌二醇 1 mg；经皮雌二醇：15 μg。

2）雌激素剂量的选择原则是要顺其自然

- 雌激素是 MHT 的核心，其使用剂量可随妇女的年龄增加而适当减量。
- 在绝经早期妇女使用剂量往往高于绝经晚期。
- 对于 POI 患者或绝经年龄<45 岁者，推荐全身应用标准剂量雌激素，直到自然绝经的平均年龄（一般用到 2 mg）。

（6）选择合适的孕激素

1）理想的孕激素特点

- 转化子宫内膜效能高。
- 乳腺细胞增殖作用少。
- 维持雌激素诱导的心血管保护。
- 维持雌激素在糖脂代谢方面的益处。

2）孕激素对内膜的作用

- 孕激素的主要作用是保护内膜。
- 孕激素的最佳剂量是达到抑制腺细胞有丝分裂的活性（每周期用药结束时，≤2 个有丝分裂细胞/1000 腺细胞），即不让内膜增生。

- 孕激素与雌激素剂量不匹配时，增加异常出血概率。
- 孕激素在转化内膜的同时，有拮抗雌激素的生理作用。
- 孕激素剂量过大，腺体直径和面积缩小，腺上皮高度降低，分泌功能减弱，微血管数目减少，扩张的微静脉数目增加。

3）MHT 中常用孕激素的标准剂量见表 16-1。

表 16-1　MHT 中常用孕激素的标准剂量

孕激素类型	孕激素剂量（mg）	
	序贯方案	连续联合方案
黄体酮	200	100
地屈孕酮	10	5
醋酸甲羟孕酮	5~10	2.5~5
醋酸炔诺酮	1	0.5
屈螺酮	/	2
醋酸环丙孕酮	2	1

4）孕激素剂量和用药时间的选择要模拟自然剂量：保护子宫内膜需要足量足疗程孕激素（表 16-2）。

表 16-2　常用孕激素的转化剂量

孕激素（转化剂量）	转化内膜的剂量	孕激素使用时间	内膜癌发生率
黄体酮胶囊 （4200 mg）	200~300 mg/d	7 天/月	3%~5%
地屈孕酮 （140 mg）	5~10 mg/d	10 天/月	2%
甲羟孕酮（80 mg）	10~20 mg/d	>12 天/月	0%

5）方案的选择要分期论治：结合患者个人情况进行。

（7）选择合适的沟通方式

1）医生："预见"不良反应

- 告知患者要规律服药，切勿自行停药或减量。
- 告知患者 MHT 期间要定期随访。
- 告知患者如有任何异常情况出现，及时复诊。

2）患者："遇见"不良反应，利弊权衡，知情选择。

（8）个体化应对非预期阴道出血：期待、停药、个体化调整。

1）什么情况下可以期待？

- 在 MHT 治疗的前 6 个月内的少量出血可以期待。
- 尤其是使用连续联合 MHT 之前已绝经，子宫颈 TCT、HPV 检查阴性的女性，一般不会有太大问题，可以期待观察。
- 连续联合 MHT 应用 1 年，仍有阴道出血，视为异常。

2）什么情况下应该停药？

- 持续出血，患者不愿继续。
- 发现器质性疾病：主要是内膜病变。

- 妇科疾病进展：子宫肌瘤、子宫内膜异位症、子宫腺肌病、子宫卵巢恶性肿瘤。
- 全身疾病：严重高血压、糖尿病、血栓形成、乳腺癌。

2. 熟知内膜增厚增生的临床特点 超声检查发现内膜增厚或形态不规则、回声不均匀，MHT 治疗过程中发生持续性的不规则出血。

（1）好发人群

1）肥胖女性：来源于脂肪细胞的雌激素过多。

2）2 型糖尿病患者：胰岛素抵抗所致。

3）家族肿瘤病史（子宫内膜癌、结肠癌、卵巢癌和乳腺癌）。

4）患者依从性差：经常自行减量或停药。

（2）探究内膜增厚增生的原因。诊刮：推荐宫腔镜检查，内膜组织送病理学检查。

（3）目标化防范内膜增厚增生

1）孕激素使用：足量和足疗程。

2）序贯疗法转为连续联合能够有效缓解内膜增生。

3）LNG-IUS 防范内膜增生更有效：局部作用，全周期保护。

（4）分期论治

1）围绝经期早期，无雌激素症状：单孕激素治疗，直到内膜逆转。

2）出现低雌激素症状：雌孕激素联合。

（5）密切随访：谨慎评价治疗指征，必要时诊刮。

1）序贯 MHT 过程中发现内膜增生症：孕激素改为 LNG-IUS 或改为连续联合方案。

2）连续联合方案出现内膜增生症：孕激素改为 LNG-IUS。

（6）个体化应对子宫内膜增生

1）子宫内膜不典型增生的治疗原则是子宫切除。

2）无不典型子宫内膜增生症需在治疗完全逆转后，方可考虑 MHT。

3）雌孕激素连续联合方案对保留子宫的女性具有更高的安全性。

4）所有内膜增生症患者均应密切随访，有子宫者定期进行内膜活检。

（7）患者教育：应以患者为中心，以症状为导向，医患双方共同参与。

1）识别子宫内膜增生的临床表现。

2）相关疾病危害的预防与处理。

3）了解常用药物的作用及不良反应。

4）手术相关健康教育。

5）协助识别焦虑、抑郁情绪，帮助患者建立社会支持系统。

子宫内膜增生逐渐被视为一种慢性疾病，需要进行长期管理，通过健康教育提高患者的认知水平和依从性，从而提高患者的长期管理水平。同时与患者共同制订诊疗方案，让其参与到治疗中来，可以消除不良情绪，有效改善患者的身心健康。

3. 乳房胀痛和乳腺增生的应对措施

（1）发生乳房胀痛，应超声或钼靶检查除外器质性病变。

（2）若未发生器质性病变，乳房胀痛较轻者继续使用 MHT。

（3）乳房胀痛明显者可减少雌激素剂量或改用活性低的雌激素；若效果欠佳，可尝试改变孕激素制剂的种类。

（4）对乳胀明显而疼痛不明显者，应测定泌乳素水平。

（5）超声提示的乳腺增生并非病理性改变，不是 MHT 的禁忌证。

（6）组织学诊断的乳腺增生，尤其是不典型增生，需咨询专科医师。

（7）发现乳腺结节，建议到乳腺外科就诊进行专科处理，暂停 MHT。

4. 体重问题的应对措施

（1）在应用 MHT 治疗的同时对围绝经期和绝经后期的女性进行全面的生活方式指导和健康管理。

（2）MHT 治疗选择天然雌激素和天然孕激素，同时选择最低有效剂量的 MHT 方案。

5. 血脂问题的应对措施

（1）雌激素不同给药途径和孕激素不同种类对血脂的影响存在差异。

（2）经皮吸收雌激素明显降低 TG，不影响总胆固醇、VLDL 和 HDL，对于以 TG 增高为主的血脂异常的患者更安全。

1）TG 水平≥750 mg/dl 时，应禁用口服雌激素。

2）TG 水平≥300 mg/dl 时应列为口服雌激素相对禁忌证，可选择经皮雌激素。

3）与合成孕激素相比，微粒化黄体酮和地屈孕酮对血脂代谢的影响小。

6. 其他不良反应的应对措施

（1）经前期紧张综合征：用药前严密筛查，减少孕激素剂量，同时密切观察，权衡利弊后综合考虑是否 MHT，防范可能的风险。

（2）偏头痛：用药前严密筛查，经皮吸收的雌激素安全，同时密切观察，权衡利弊后综合考虑是否 MHT，防范可能的风险。

（3）血栓性静脉炎：用药前严密筛查，经皮吸收的雌激素安全，同时密切观察，权衡利弊后综合考虑是否 MHT，防范可能的风险。

（4）胆石症：用药前严密筛查，经皮吸收的雌激素安全，同时密切观察，权衡利弊后综合考虑是否 MHT，防范可能的风险。

（5）肝功能异常：用药前严密筛查，经皮吸收的雌激素安全，同时密切观察，权衡利弊后综合考虑是否 MHT，防范可能的风险。

（6）皮肤过敏：用药前严密筛查，雌激素改用口服途径，同时密切观察，权衡利弊后综合考虑是否 MHT，防范可能的风险。

（三）定期进行规范化随访

（1）用药 1 个月随诊内容

1）MHT 的疗效。

2）不良反应及处理

• 非预期性阴道出血。

• 乳房胀痛。

• 消化道症状。

• 其他非预期表现。

医生询问这些内容主要是关注围绝经期症状的改善、月经是否恢复来潮及是否有药物导致的不良反应等情况，评估后决定是否可以继续目前的治疗。很多女性朋友在第一个月用药后，会有"焕然一新"的感觉。

（2）用药 3 个月随诊内容：医生在询问以上用药后症状改善及药物不良反应的同时，还会建议完善肝肾功能检查，排除长期用药造成的肝肾功能损伤；完善性激素和骨代谢标志物检查，观察用药后改善的情况。也有一些女性朋友在启动 MHT 时已有一些其他疾病，在用药 3 个月时按照随访要求复查，如较大的良性乳腺结节需要复查超声等。

（3）用药 6 个月随诊内容：用药 6 个月是一个比较关键的时间节点，此时由于稳定的雌孕激素补充治疗，很多女性朋友已经完全回到了没有围绝经期的状态，也建立了良好的规律服药的习惯，MHT 疗效趋于稳定。大多数女性会选择继续用药，此时需要根据个人的具体情况进行相关化验检查的复查，如医生会建议积极复查乳腺和妇科超声检查，保证用药安全。

此时随诊的目的如下。

- 疗效评估。
- 交流治疗体会。
- 询问不良反应。
- 评估治疗方案。
- 鼓励坚持 MHT。

（4）用药 12 个月及每 12 个月至少 1 次随诊：和启动治疗时一样，医生会进行一次全面的健康评估，再次对于激素补充的禁忌证、适应证进行评估和权衡。这时如果正好有单位例行的体检是最高效的。同时，女性朋友可能提出新的治疗需求，如有些年龄偏大的女性朋友可能希望调整方案尽量不来月经，这时医生会根据患者具体情况进行方案调整。如果方案不变，之后的随访就变得非常轻松。

此时随诊的目的如下。

- 重复启动治疗的所有检查。
- 重新评估禁忌证和慎用情况。
- 评估获益风险。
- 必要时调整 MHT 方案。

（5）之后每年的每一次随诊后，都要根据随诊结果进行评估。

1）无副作用、症状缓解、受益大于风险、患者愿意用药；继续 MHT。

2）严重副作用、检查结果异常、患者不愿意用药；停药或改用其他治疗。

MHT 可以有效提高中老年女性的生活质量，但需要用药的女性朋友需要提高就医依从性，定期返诊复查评估。当出现慎用情况，如乳腺结节、肝功能异常等，可增加随访次数，必要时可以通过多学科会诊等方式解决问题。

对于 MHT 的年限并无限制，每年定期随访并评估，有继续 MHT 的适应证且利大于弊，原则上可以长期应用。治疗方案会随着个人的情况逐渐调整，遵从"最小有效剂量原则"进行用药。激素补充治疗最佳启动 MHT 的时机是在绝经 10 年之内，年龄 60 岁以下。

此外，用药过程中如果出现以下几种情况，应积极返回医院就诊，与医生及时沟通，调整治疗方案。

- 反复出现非预期的不规则阴道出血。
- 妇科超声提示内膜可能存在病变。
- 乳腺超声或者钼靶提示乳腺结节性质、大小有变化，甚至可疑乳腺癌。
- 严重的肝肾功能异常。
- 女性朋友无法规律服药或者按期随访。
- 新发现合并其他科室器质性病变，不知道是否有用药相互影响时。

用药期间，出现非预期阴道出血相对较为常见，建议到医院返诊，医生根据服药情况、阴道出血模式、妇科盆腔检查、彩色超声及血化验等综合判断是否存在疾病可能。通过调整用药方案，如调整药物剂量、用药时长、给药方式等可以解决出血问题。如综合判断后考虑为器质性病变，可能建议进行宫腔镜及内膜活检。

为了避免因为不能规律随访和评估，导致的 MHT 中有些疾病没有被及时发现，提醒进行 MHT 的女性朋友们，一定要重视定期随访。

第十七章 体重管理

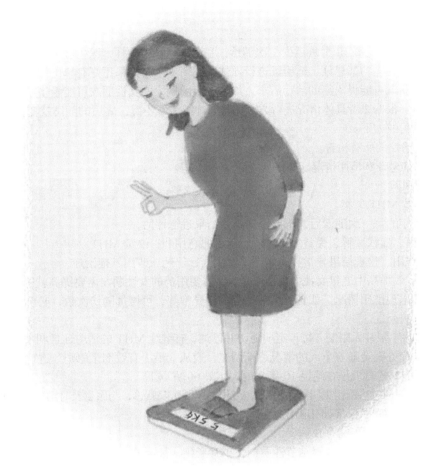

　　作家林清玄说，苏轼的"清欢"，是生命的减法。愿我们都能和苏轼一样，懂得给生活做减法，学会欣赏平常生活中的清淡欢愉，找回生命里最本真的滋味。

　　无意中看到综艺节目《妈妈，你真好看》中的一对母女一起亮相时，着实让人惊叹。妈妈罗女士，看起来与女儿相差无几，实际年龄 62 岁，身高 162 cm，体重只有 47 kg，而且这个体重维持了 30 年！罗女士说：我这 30 年来，绝对不会让我的体重超过 100 斤。自律让她的年龄成谜，身材无敌。

　　您的身材管理是不是也和罗女士一样？30 年来对自己的身材始终如一进行严格管理？还是如我一样，20 多年来一直在与肥肉博弈？女性身处围绝经期，基础代谢减慢，加之由于卵巢内卵泡耗竭，雌激素水平下降，约 60% 的绝经后女性都处于肥胖状态。女性绝经后较绝经前平均增重 2.5 kg，而且这些重量的绝大部分都是脂肪。身材也变成了"苹果形"，脂肪主要堆积于腰腹部，也就是常说的"向心性肥胖"，从而引起身材走样。这种肥胖会增加围绝经期女性罹患心脏病、高血压、2 型糖尿病、结肠癌、子宫内膜癌的风险。绝经后，女性的能量代谢率下降了，也就是说吃进肚子里的食物的量虽然没有增加，但是机体的消耗却比以往减少，能量蓄积，从而导致脂肪堆积。研究发现，绝经后女性的能量代谢下降主要体现在静止代谢率的明显下降，而静止代谢是每日能量消耗的最主要部分，占60%～70%。一旦静止代谢率略有下降，能量消耗明显减少，极易发生脂肪堆积。调查发现，女性48岁前静止代谢率并不随年龄发生变化，48岁以后每10年下降4%～5%。此外，绝经是影响静止代谢率的独立因素。可以推算，女性在50岁前后，会储存下3～4 kg脂肪。此外，当身体中心区域的体重增加，盆腔底部的肌肉就需要承担更重的负担。盆底肌肉是雌激素的靶器官，随着围绝经期的到来，雌激素水平下降，盆底肌肉、肌腱等支撑力就会下降。盆底肌肉犹如老化的弹簧，在长期的向心性肥胖等外力作用下变得更加松弛，弹性下降、支撑松垮，所以老年女性很容易发生生殖泌尿系统综合征，给生活带来诸多不便。

那么，围绝经期女性对于身材管理只能听之任之吗？在回答这个问题之前，我们先要明确常用的体重评价方法和评价指标。

一、常用的评价体重的方法和评价指标

1. 理想体重 对于女性而言，理想体重（kg）=[身高（cm）－100]×0.85。如果一个女性身高160 cm，她的理想体重就是（160－100）×0.85=51 kg，但这位女性的实际体重是63 kg，又该如何评价她的体重正常与否呢？科学家依据现实体重和理想体重的比值，进行了体重评价（表17-1）。

表17-1 中老年女性体重评价

实际体重/理想体重	体重评价
＜80%	消瘦
80%～90%	偏轻
90%～110%	正常
110%～120%	超重
＞120%	肥胖

我们来计算一下这位女士的实际体重/理想体重=63/51=123.5%，根据表中的百分比，推知该女士属于肥胖，需要及时进行体重管理。否则，肥胖就会给她的健康带来隐患。

2. 体重指数 体重指数（BMI）=体重（kg）/身高（m）^{2}，这个数值因人种不同而评价体系不同。中国标准见表17-2。

表17-2 BMI评定标准（中国标准）

BMI（kg/m^2）	等级
＜18.4	体重过低
18.5～23.9	正常
24～27.9	超重
≥28	肥胖

二、围绝经期女性的能量需求

您知道睡觉也可以消耗能量吗？机体为了维持身体的正常功能，需要营养素不断地通过代谢

为机体正常运转提供能量。但是，不同体重、不同性别、不同职业的人，所消耗和所需求的能量并不相同。

表 17-3 为中年女性每千克理想体重每日能量需要量，您可以参考对照一下您的每日所需能量。

表 17-3　中年女性每千克理想体重每日能量需要量

体型	轻度体力劳动者 （如办公室工作人员）	中度体力劳动者 （如老师、护士）	重度体力劳动者 （如舞蹈演员）
体重正常	30 kcal	35 kcal	40 kcal
超重/肥胖	20～25 kcal	25～30 kcal	30～35 kcal
偏轻/消瘦	35 kcal	40 kcal	45 kcal

依据体重状况、活动强度，对应相对的单位能量值×理想体重，就是每日需要的总能量。上述这位女士，她的理想体重是 51 kg，实际体重/理想体重=63/51=123.5%，属于肥胖。依据上表，假定她的职业是办公室工作人员，属于轻度体力劳动者，其每日每千克理想体重能量需要量按 20～25 kcal 计算，她每日需要的能量是 1020～1275 kcal。随着年龄的增加，年龄＞60 岁后，每增加 10 岁，总能量减少 10%，即

60～70 岁，总能量较中年女性减少 10%。

70～80 岁，总能量较中年女性减少 20%。

80～90 岁，总能量较中年女性减少 30%，依次类推。

三、围绝经期女性营养缺乏

微量营养素分为维生素和矿物质。维生素分为水溶性维生素（如维生素 C）和脂溶性维生素（维生素 A 和维生素 E）。矿物质包括常量元素（质量和体积总量体内占比＞1%）和微量元素（体内占比＜1%）。钙、维生素 K 参与机体许多营养代谢和能量代谢。

（1）维生素

1）维生素 A（视黄醇）

• 生理功能：维持皮肤黏膜完整、构成视觉细胞内的感光物质和提高免疫力。

• 缺乏表现：皮肤干燥老化、夜盲症、比奥斑（Bitot spots）和免疫力低下。

2）维生素 B

• 生理功能：维生素 B 具有维持口腔黏膜健康、参与体内能量代谢、影响神经系统功能、与皮肤健康密切相关等功能。

• 缺乏表现：唇炎、口角炎、舌炎、口腔黏膜水肿充血和外阴周围皮肤炎症。

• 维生素 B_3（烟酸）缺乏症状：容易出现癞皮病。

• 维生素 B_6 缺乏：容易出现脂溢性皮炎。

3）维生素 C

• 生理功能：具有抗氧化、清除自由基、促进铁吸收和利用、促进胶原形成和解毒功能。

• 缺乏表现：易疲劳、肌肉酸痛、免疫力差、经常生病、牙龈出血、牙齿脱落、口臭、皮肤缺乏弹性、经常淤青及容易发生贫血等。

4）维生素 D_3

• 生理功能：促进肠道对钙、磷的吸收，骨骼动员；促进肾脏重吸收钙、磷。

• 缺乏表现：骨质疏松、骨折、骨骼变形和肌肉无力。

5）维生素 E
- 生理功能：抗氧化、抑制肿瘤、美容、抗衰老、生殖和雌激素样作用。
- 缺乏表现：溶血性贫血、卵巢早衰、围绝经期提前、免疫力下降和皮肤黄褐斑。

6）叶酸
- 生理功能：参与遗传物质和蛋白质的代谢、影响胰腺分泌、提升免疫力、影响神经系统功能。
- 缺乏表现：贫血、冠心病、高血压，引起肿瘤和萎缩性胃炎。

（2）矿物质
1）钙缺乏表现：骨骼钙量下降、骨质疏松、骨折、肌肉无力、抽筋。
2）铁
- 生理功能：参与人体和细胞呼吸、维持造血功能和免疫功能。
- 缺乏表现：贫血、免疫力低下、疲劳、无力。

3）锌
- 生理功能：构成酶、促进免疫力和构成锌蛋白。
- 缺乏表现：消化功能紊乱，免疫力低下，发质枯黄、易断。

4）硒
- 生理功能：抗氧化、保护心血管、免疫调节和预防作用。
- 缺乏表现：免疫力低下、心脑血管疾病和肿瘤。

四、围绝经期女性的营养问题

1. 能量超标易肥胖
（1）雌激素可能通过降低神经肽的量和抑制其作用，从而影响脂肪代谢，脂肪会更加易于堆积到腹部和臀部。
（2）激素对垂体的抑制减弱，使得下丘脑和垂体功能亢进，食欲亢进。
（3）围绝经期女性情绪易低落、易发怒和焦虑，饮食能够缓解异常情绪，尤其是甜食。
（4）机体体能下降，运动量下降，消耗降低。

2. 蛋白质负平衡，必需氨基酸不足
（1）蛋白质的吸收与利用，远低于分解与排出。
（2）肌肉中蛋白质不足，导致运动能力下降。
（3）酶蛋白不足，导致消化能力下降、免疫力下降。
（4）皮肤弹性下降、水肿等症状都与蛋白质不足相关。
（5）缬氨酸等必需氨基酸不足导致记忆力下降、易疲劳、食欲不佳等情况。

3. 必需脂肪酸不足
（1）生理功能：参与脂质代谢、合成性激素、保护皮肤、协助脂溶性维生素的吸收利用。
（2）缺乏表现：激素合成障碍、皮肤干燥老化、脂肪代谢紊乱、血脂异常、脂溶性维生素缺乏。

4. 水电解质失衡 围绝经期易出汗，导致钠、钾、镁等电解质丢失较多。有的女性进入围绝经期之后，会出现潮热、多汗现象，这种情况非常常见，不分时间、不分地点，多在睡觉时出现。
水、电解质紊乱轻则引发水肿，还会对心血管系统、神经系统造成影响。

5. 围绝经期减肥所致营养不良
（1）节食减肥问题大，容易出现蛋白质和能量不足。
（2）减肥不当容易诱发脱发。
（3）膳食纤维不足易诱发癌症。
（4）微量营养素不足，会加重贫血、免疫力不足等情况。

（5）限制脂肪食物摄入，导致必需脂肪酸和脂溶性维生素不足。

（6）加重围绝经期综合征的症状和时间提前。

五、营养问题影响围绝经期女性健康

1. 营养问题影响围绝经期女性月经 营养问题会诱发女性围绝经期提前、绝经症状加重、围绝经期延长。

营养不良或者减肥导致围绝经期症状提前出现。我国女性平均绝经年龄为 49.5 岁，80% 的女性绝经年龄在 44～54 岁，压力、睡眠、营养等多种因素都会影响围绝经期的到来，其中营养是非常重要的一环。

（1）围绝经期时间提前：长期营养不良会导致卵巢功能下降，减肥节食导致营养素供应不足，身体功能下降，体重过低，$BMI<17.9kg/m^2$，食用过多精米精面（维生素 B 和锌缺乏），这些都会引起更年期提前。

（2）围绝经期症状加重：铁、维生素 B_{12}、维生素 C、叶酸缺乏导致营养不良性贫血，维生素 C 和硒缺乏增加罹患乳腺癌的风险，镁缺乏导致肌肉无力、痉挛，必需氨基酸缺乏导致失眠、健忘、焦虑，锌缺乏加重皮肤缺乏光泽、头发发黄、易折断，维生素 E 缺乏加重阴道干燥，必需脂肪酸缺乏增加冠心病和血脂异常风险。

（3）围绝经期时间持续更长：一般来说，围绝经期持续 2～4 年，部分可长达 10～15 年。延长的可能原因如下。

营养缺乏导致围绝经期女性的体能差，无法适应围绝经期带来的变化。饮水不足导致血液循环不充盈，各器官获得营养不足，器官提前衰老。营养不良使得症状无法得到缓解。营养不足导致免疫力低下。

2. 营养问题诱发围绝经期疾病

（1）骨质疏松：是一种以骨量低下、骨微结构破坏，导致骨脆性增加，易发生骨折为特征的全身性疾病。女性在停经后，雌激素水平急剧下降，骨转化骤然加快，骨吸收大于骨形成，骨质大量流失，从而导致骨质疏松。据悉，女性围绝经期 6 年骨质流失可达到 1/3 以上。

营养缺乏也是诱发骨质疏松的一个重要因素。骨质破坏大于合成，如果饮食含钙不足，再加上体内维生素 D 不足，就会促进骨质疏松的发展。乳类含钙量最丰富，又易被吸收利用，建议围绝经期女性养成每日饮用 1～2 大杯（300～500 ml）牛奶的习惯，对预防围绝经期后骨折很有益处，最好保证每日能有含 1 g 钙的食物摄入。

（2）肥胖：围绝经期基础代谢率低，体内能量代谢缓慢，更容易转变为脂肪的形式储存起来。高碳水化合物、低蛋白质的不合理饮食模式也会增加围绝经期肥胖的风险。

内源性激素水平的变化也会影响中年女性的脂质代谢，高脂肪摄入和必需脂肪酸的降低都会加剧脂肪的合成。研究证明，膳食中缺乏膳食纤维的摄入与肥胖发生的风险增加相关。

饮食中要减少高脂肪和胆固醇类食品，如蛋黄、黄油、奶油、油炸食品、糖、鸡、鸭和肥肉，增加蔬菜、水果及豆类等含胆固醇、脂肪低的食品。

（3）贫血：是女性最为常见的症状，在围绝经期女性中的发生率也很高。根据《2010—2012 年中国居民营养与健康状况监测》，45～49 岁女性的贫血率高达 11.6%，而同年龄段男性仅为 7.4%。最早出现头晕、乏力、困倦症状；而最常见、最突出的体征是面色苍白。可能的病因如下：由于以前妊娠分娩，经血过多等，围绝经期女性容易发生缺血性贫血；食物中缺乏铁质或造血因子，更易造成缺铁性贫血；不合理的膳食结构，如纯素食中缺乏蛋白质、叶酸、维生素 B_{12} 等，亦会引发贫血等。所以，要注意增加含铁质食物的摄入，多吃菠菜、红枣、红糖、桂圆、瘦肉、牛奶等。

由于摄入造血原料不足或利用障碍导致的贫血又可分为巨幼细胞贫血（由于叶酸或维生素 B_{12} 缺

乏或利用障碍导致）和缺铁性贫血（由于缺铁/铁利用障碍引起小细胞低色素性贫血）。

（4）肌肉痉挛：俗称"抽筋"。围绝经期女性身体出现的异常变化，始于卵巢功能开始衰退，同时伴随其他不适症状，特别是由于机体老化，当体内的代谢出现问题后，易让体内大量的钙和镁等元素流失。如果不能及时有效补充这些元素，围绝经期女性就会出现肌肉痉挛的情况。

钙、铁缺乏的常见原因如下。

1）食物中这些成分摄入不足，胃肠道吸收较弱。

2）身体需求较大，如骨骼需要大量钙质补充。

3）潮热、出汗多等情况，导致钙、镁等元素流失。

（5）免疫力下降：人体免疫力受多方面情况影响，其中包括维生素和矿物质在内的微量营养素影响最大。受围绝经期激素水平的影响，钙、铁等矿物质元素，以及维生素 A 和维生素 C 的吸收、利用障碍，都会引发免疫力下降。

（6）水肿：组织间隙内过量的体液潴留称为水肿。通常指皮肤及皮下组织液体潴留，体腔内体液增多则称为积液。根据分布范围，水肿可表现为局部性水肿或全身性水肿。更年期水肿的原因有很多，以内分泌失调及营养不良所致水肿最为常见。营养不良性水肿最常见原因是蛋白质摄入不足，钾、钠等矿物质丢失较多。

（7）慢性疲劳综合征：是一组以疲劳为主要症状，伴有低热，咽痛，淋巴结疼痛，肌肉无力、酸痛，关节痛，头痛，睡眠障碍，神经精神症状（如易激惹、健忘、注意力不集中、抑郁）等的综合征。

营养问题是引起慢性疲劳综合征的一个重要因素，原因如下。

1）饮食不规律，造成胃肠负担重，易疲劳。

2）缺乏锌、铁等元素，以及维生素 A 缺乏。

3）摄入碳水化合物过少，热量不足以维持身体活动。

4）饮水量过少，细胞缺乏水分，血液循环不足。

5）只吃精细食物，造成营养不良。

六、围绝经期女性营养问题应对策略

围绝经期是每位女性必然要经历的自然生理过程，正确的饮食方式能够有效地帮助围绝经期女性减少相关不良反应，预防疾病发生，促进身心健康，为围绝经期之后的老年期身体健康和生活质量打好基础。

科学研究发现：营养膳食能够有效帮助围绝经期女性减少相关疾病的发生风险。《中国居民膳食指南2023》给出了围绝经期饮食总体原则。

1. 食物多样，谷类为主

（1）每日的膳食应包括谷薯类、蔬菜水果类、畜禽类、蛋奶类、大豆坚果类等食物。

（2）每日摄取 12 种以上食物，每周 25 种以上。

（3）每日摄入谷薯类食物250～400g，其中全谷物和杂豆类 50～150g、薯类 50～100g。

（4）食物多样、谷类为主是理想的膳食模式的重要特征。

看到食物的种类要求时，一开始我也觉得每日要准备如此多种类的食材难以做到。事实证明：只有想不到，没有做不到。每份餐盘的设置比例应该蔬菜水果类占1/2，蛋白质类占1/4，谷薯类主食占1/4。因为食物种类多样是平衡膳食的关键，多种多样的食物才能满足人体的营养需要。合理的膳食模式可以有效降低心脑血管疾病、高血压、2 型糖尿病、结直肠癌、乳腺癌的发病风险。谷类食物也是人体最经济、最重要的能量来源，最好选用全麦、黑麦或者杂粮米、糙米、紫薯、马铃薯等作为主食，因为全谷物、薯类和杂粮饭、糙米的血糖生成指数远低于日常的精米精面，改善体内的血糖生成。同时增加薯类摄入可以改善便秘等症状。

合理膳食模式是指食物多样化、以谷薯类食物为主、高膳食纤维摄入、低糖低脂肪富营养的膳食模式。这种膳食模式大多摄入较高水平的水果、蔬菜、豆类及其制品、鱼类和海产品等，红肉类及饱和脂肪酸的摄入较少（表17-4）。

表 17-4　建议摄入的主要食物品类数（种）

食物类别*	平均每日种类数	每周至少品种数
谷类、薯类、杂豆类	3	5
蔬菜、水果类	4	10
畜、禽、鱼、蛋类	3	5
奶、大豆、坚果类	2	5
合计	12	25

*不包括调味品。

（1）食物多样：小份量选择，同类食物互换。巧搭配营养好：粗细搭配、荤素搭配、色彩搭配、营养均衡。

（2）谷类为主：餐餐有谷类，尽量减少在外就餐，自己烹饪时注意低热量、低脂肪、富营养的食材搭配。

1）全谷物和杂豆是营养膳食的好搭档，杂豆可以融入主食中、融入菜肴中，既增加了营养，又增加了视觉美感。

2）增加薯类摄入：薯类主食化、薯类做菜肴、薯类做零食。但是对于减重的围绝经期女性朋友，还是建议控制薯类的摄入量，以正常量减半即可，而且烹饪方式以蒸煮为宜，不建议烧烤或者油炸。

（3）蛋白质：围绝经期随着性腺的退化，其他组织器官也逐渐退化。因而在饮食上应选优质蛋白质，一般每日供给 0.7～1.0g/kg，特别是要注意对高质量蛋白质的补充，包括瘦肉、乳类、蛋类、豆类等。

尤其要注意必需氨基酸的补充，如色氨酸、苏氨酸、缬氨酸和赖氨酸，这些氨基酸对提升免疫力、改善睡眠和焦虑效果显著。

（4）脂肪酸

1）一般每日只需要 65 g 左右，不少于 40 g。少吃动物性脂肪，适当食用植物油。脂肪摄入过少时，会影响脂溶性维生素的有效吸收。

2）保证必需脂肪酸的摄入，如 EPA 300 mg，DHA 200 mg，GLA 100 mg，可以多吃些亚麻籽、芝麻、葵花籽和南瓜子。

（5）维生素：维生素具有广泛的生理功能。任何一种维生素都不可缺乏。应多吃新鲜水果、蔬菜，适宜补充维生素 K（发酵食品），同时注重维生素 C 和维生素 E 的补充。每日补充 600mg 维生素 E 可保证阴道干爽。维生素 A 需补充 500 IU，维生素 D 每日则应不少于 400 IU。

（6）矿物质

1）铁对于造血有重要作用，不可缺少。近年来发现锌对性功能有补益、兴奋作用，应注意摄取。

2）选用含钙丰富的食物：牛奶和豆制品是钙质的良好来源。含钙丰富的食物还有虾米皮、海带、紫菜、牡蛎、海藻、芝麻酱等，可预防骨质疏松等。

3）多吃粗粮和海鲜补充足够的锌和碘。

（7）膳食纤维：每日推荐摄入量 25～30 g，可多食一些含纤维素较高的食物，如豆类、芹菜、马铃薯等。另外，纤维素还能抑制胆固醇吸收，从而显著降低血清胆固醇，因而能够预防动脉硬化。

（8）植物化学物

1）植物化学物通过清除自由基，或抑制氧化酶的形成而起到促进人体健康的作用，如调节血压和血糖、降低胆固醇、抑制炎症、抗氧化作用、调节免疫力、抑制肿瘤、延缓衰老等。

2）类胡萝卜素：α-胡萝卜素、β-胡萝卜素、番茄红素。可以多吃胡萝卜、南瓜、番茄和灯笼椒。

3）多酚：茶多酚、类黄酮。茶叶中多富含此类物质。

4）大豆异黄酮：又称植物雌激素，能够改善 50% 的潮热症状。研究发现，患者排泄物中的异黄酮含量越高，潮热症状越轻。每日吃一次豆制品，豆腐、豆芽、豆浆均可，能够保证干豆量在 50 g 左右即可。

（9）饮水量：推荐成人每日 1500～1700 ml（7～8 杯）。

1）建议首选白开水，茶水是成年人的较好选择。

2）重视饮水，科学规划。

少量多饮，分配到一天的任何时刻。清晨起床空腹 1 杯水，晚上睡前 1 杯水。运动出汗较多时，要及时补水。如果运动前喝了左旋肉碱或者黑咖啡的话，补充的水量要加倍。

（10）其他

1）黑芝麻：有助于提升血液中的 5-羟色胺水平，减轻抑郁。每日吃 50 g。

2）香菇、桑椹、雪里蕻：能维持神经健康，促进消化，防止头晕、头痛。

3）牛奶、虾皮、豆类：能够快速补钙，预防骨质疏松。

4）对于头晕、睡眠不稳定的人，多食用富含维生素 B_1 的食物。

2. 吃动平衡，健康体重 前面说的是"管住嘴"，下面谈谈"迈开腿"。其实，各年龄段的人群都应该保持每日的运动量，维持体重在健康范围内波动。食不过量，要控制总能量的摄入，保持能量平衡。每周至少进行 5 天的中等强度身体活动，累计 150 分钟以上；主动身体活动最好每日 6000 步；减少久坐时间，每小时起来动一动。

（1）吃动均与能量代谢相关：食物摄入量和身体活动量是保持能量平衡，维持健康体重的两个主要因素。"吃动平衡"就是在健康饮食、规律运动的基础上，保证食物摄入量和身体活动量的相对平衡。我国居民能量摄入相对过多，需要适当减少高能量的摄入和增加身体活动，以促进健康，减少疾病。

体重是客观评价人体营养和健康状况的重要指标。体重过低一般反映能量摄入相对不足，体重过高反映能量摄入相对过多或活动不足。

（2）保持健康体重

1）在家里准备一台电子秤（体重秤，最好是体脂秤，可以评估体脂率）。

2）时常核查自己的 BMI，以了解自己的体重是否在健康范围。

3）按照平衡膳食的模式准备自己和家人的食物。

4）注意膳食能量，不过量。

5）养成坚持运动的习惯，在循序渐进中改善健康。

6）保持良好的作息和生活方式。

7）培养良好的心态，乐于分享健康心得。

（3）食不过量：很多人吃饭时，尤其是聚餐时，不由自主地会被美食吸引，常常超过自己的计划摄取量。其实，少食不仅可以让我们保持体重，还可以让我们保持年轻。研究发现，每餐吃七八分饱，不仅不会让我们饥肠辘辘，而且使我们更加朝气蓬勃。那么，如何做到食不过量呢？

1）定时定量进餐：避免过度饥饿引起的饱食中枢反应迟钝及进食过快造成过量进食。

2）分餐制：根据个人生理条件和身体活动量，进行标准化配餐，记录自己的食物份量。

3）每顿少吃一两口：适当限制进食量，最好在感觉还欠几口的时候就放下筷子。

4）减少高能量食物的摄入：一定要学会看食品标签上的"营养成分表"，选择低能量、低脂肪、低糖分的食品。

5）减少在外就餐。

（4）充足运动

1）运动融入生活：把工作、出行、家务等与运动相结合。

2）每日主动运动至少 6000 步。可以打太极拳 40～60 分钟、练瑜伽 40～60 分钟、快走/慢跑 40 分钟、骑车 40 分钟、游泳 30 分钟和打网球 30 分钟，这些活动量都相当于快步走 6000 步的活动量。

3）种类丰富。

• 天天有氧运动：每日或每周 5 天以上进行中等强度的有氧运动（快走、游泳、打乒乓球、打羽毛球、跳舞等），每次持续时间不少于 10 分钟，累计 150 分钟以上。

• 肌肉训练练习：每周 2～3 天，隔日进行。每日 8～10 个动作，每个动作重复 8～10 次。

• 柔韧性练习随时随地进行：练瑜伽、健步走、游泳、快速搓手、经络拍打、凯格尔运动等，这些运动比较适合围绝经期女性。

练瑜伽：能够调节生理平衡，还可以减压，促进新陈代谢和血液循环，保持良好的身材，但需要专人指导。

健步走：如摆臂走、呼吸走、扭着走等，是一项有效的心肺练习运动，比普通的行走，能提高心率，增加大脑获氧量，手脚并用可锻炼四肢协调，促进脑细胞新生。

游泳：是全身运动，不仅可以增强心肌和肺部功能，还能塑造漂亮曲线，且对骨骼和关节的损伤较小。

快速搓手：能改善心肺循环，每分钟 150～180 次，每次 1 分钟。

经络拍打：不受时间限制，可激活经络、疏通气血、消除疲劳、解痉镇痛、提高免疫力、改善围绝经期症状。

凯格尔运动：盆底肌肉的自我训练（做缩紧肛门、缩紧阴道的动作，腹肌不能用力，大腿内侧肌肉不能用力），有利于性生活和谐，预防盆底脱垂。

每次收紧 1 秒，放松 2 秒，连续做 10 分钟；再每次收紧 5 秒，放松 5 秒，连续做 10 分钟。每日进行 2 次，6～8 周为一个疗程，4～6 周有改善，3 个月效果显著。

4）注意运动安全：运动不是一朝一夕的事，所以也不能期望短期就有效果。如果平时几乎不运动，建议刚开始运动时采取循序渐进的方式，用至少 4 周时间逐渐增加运动量，每周增加 5～10 分钟。如第一周可以先每次运动 20 分钟，第二周延长到 25 分钟，第三周延长到 30 分钟……有些人平时没有时间运动，采取周末 1～2 天大强度长时间运动的方式，这种不规律运动会增加肌肉和骨骼的损伤风险，以及心血管疾病的意外风险。每周运动超过 5 天并且强度较大时，对身体健康的改善也不会增加，反而发生肌肉和骨骼损伤的可能性增加，所以每日的运动量推荐是 30 分钟，单次运动少于 10 分钟基本上达不到锻炼效果。

运动时间可以根据运动强度来调整。如果你选择的是比较大强度的运动，运动时间可以稍微缩短。一般运动适合在早晨或傍晚 4～6 点或晚饭后 1 小时进行。切记刚吃过饭不宜马上运动，应先休息 1～2 小时，运动后 1 小时再睡觉。

围绝经期女性运动强度应有衡量标准：运动后仍然能够正常交谈。在临床上会用运动中心率评定运动效果，即靶心率——获得良好运动效果并确保安全的心率。靶心率的计算为 170 - 年龄。在运动前要对自己的身体状况有一个了解，可以通过每年定期体检，排除运动禁忌证。如运动中出现疲劳、心悸、头痛、腹痛、冒虚汗、虚脱等症状立即停止运动，并及时去医院就诊，注意身体反应，最好有家属陪伴。

（5）避免久坐

1）办公室工作过程中，能站不坐，多活动。如站着打电话、能走过去办事不打电话、少乘电梯多爬楼梯等。

2）久坐者，每小时起来活动一下，做做伸展运动或健美操。

3）在家里尽量少看电视、手机和其他电子产品。

4）多进行散步、遛狗、逛街、打球、踢毽子等活动。

3. 多吃蔬菜、奶类、豆类　民以食为天，健康饮食不仅有利于身体健康，维持体重，而且对于身心愉悦，保持高效的工作效率、积极乐观的生活态度也很重要。其中膳食营养的科学配比尤为重要。

蔬菜水果、奶类和适量的豆类坚果，是理想膳食模式的重要组成部分，提供超过30%的营养素。

蔬菜：提供维生素 C、维生素 A、钾、镁和叶酸。

水果：提供维生素 C、钾、镁等及膳食纤维和植物化合物。

奶类和豆类：提供钙、维生素 B_2 和一定量的优质蛋白质。

（1）蔬菜、水果是平衡膳食的主要组成部分，奶类富含钙、大豆富含优质蛋白质。

（2）餐餐有蔬菜，每日至少300～500g蔬菜，深色绿叶蔬菜应占1/2。每餐含有 2 种菌类食材。可以平菇、香菇、金针菇、圆菇、杏鲍菇等自由组合。减肥期间不建议吃胡萝卜、南瓜等高升糖蔬菜。

（3）每日食水果，保证每日摄入 200～350g 新鲜水果，果汁不能代替鲜果。对于有糖尿病、减肥的围绝经期女性，不建议吃荔枝、芒果、哈密瓜、葡萄、西瓜等甜度较高的水果，建议吃苹果、火龙果、木瓜、蓝莓、杏、桃等水果。

（4）每日食用奶制品，相当于液态奶 300g。建议摄入低脂或零脂肪的高钙纯牛奶，补充蛋白质和钙的同时，不增加脂肪摄入量。

（5）经常吃豆制品，适量吃坚果。每日摄入一定的豆腐，注意是新鲜食材，不是豆干等加工食品，补充蛋白质。因其脂肪含量高，每日摄入花生等坚果5～8粒即可，不可多食。

4. 适量吃鱼、禽、蛋、瘦肉

（1）优先选择海产类和禽类食材，脂肪含量都较畜类低。畜类也应选择瘦肉，每次烹饪前先去除食材中的脂肪。少吃肥肉、熏制和腌制肉食品。熏制食品的熏烟含有 200 多种化合物，有些已经证明有致癌作用，如环芳烃类和甲醛等。盐含量往往较多。

鱼、禽、蛋和瘦肉对健康的贡献率高，是人体优质蛋白质、脂类、脂溶性维生素、B 族维生素和矿物质等的重要来源，是平衡膳食的重要组成部分。

过多摄入畜类食材可增加男性全因死亡风险及 2 型糖尿病、结直肠癌、肥胖、贫血的发病风险。而畜类食材与结直肠癌、脑血管病无关。

（2）鱼、禽、蛋和瘦肉摄入要适量：每周吃鱼280～525 g，畜禽类 280～525 g，蛋类 280～350 g，平均每日摄入总量 120～200 g。

畜禽类食材的推荐摄入量：每周 280～525 g；平均每日 40～75 g（手掌的厚度和面积大小的一块肉片即可）。

鱼虾类可降低心血管疾病、脑卒中的发生危险，其脂肪含量很低。但也与烹饪方式相关，建议以白灼、清蒸、水煮为宜，少红烧、黄焖和红油火锅等。

鱼肉推荐摄入量：每周280～525g，平均每日 40～75g。

（3）控制摄入量

原则：控制总量，分散食用。

方法：制订食谱。了解常见食材或熟食品重量；便于烹饪时掌握食块的大小。

小块烹制：便于食用时主动掌握食物的摄入量。吃饭之前就计划好每顿的摄入总量，吃七八分饱时主动放下筷子，有意识地告诉自己要控制入量。

在外就餐：尽量减少在外就餐机会，如果应酬难以推却，主动选择先绿菜、再蛋白质、最后主食的进食顺序，注意减少肉类的摄入量。或者点餐时给自己点一道清蒸鱼、水煮虾、白灼青菜等简单加工食品，低油低脂。

（4）食材选择和加工原则

1）首选鱼类：鱼类脂肪含量相对较低，且含有较多不饱和脂肪酸，有些鱼类富含 EPA 和 DHA，对预防血脂异常和心血管疾病有一定作用。

2）禽类先于畜肉：脂肪含量相对较低，其脂肪酸组成优于畜类脂肪。

蛋类：各种营养成分比较齐全，营养价值高，但胆固醇含量也高，摄入量不宜过多。

选吃瘦肉：肥肉脂肪含量较多，摄入过多往往会引起肥胖，并且是某些慢性病的危险因素，但瘦肉脂肪含量较低，铁含量丰富，利用率高。

5. 少盐少油，控糖限酒

（1）培养清淡的饮食习惯，少吃高盐和油炸食品。

成人每日食盐不超过 6 g，每日烹调油 25～30 g。

控制添加糖的摄入量，每日不超过 50 g，最好控制在 25 g 以下。

足量饮水，成年人每日 7～8 杯（1500～1700 ml），提倡饮用白开水和茶水，不喝或少喝含糖饮料。

儿童少年、孕妇、乳母不应饮酒。

食盐摄入过多，可增加心脑血管疾病等的发生风险。

总油脂及动物脂肪摄入过多，则增加肥胖风险。反式脂肪酸摄入过多可增加冠心病发病风险（表 17-5）。

表 17-5　不同人群每日食盐和烹调油的推荐摄入量

项目	幼儿		儿童少年			成人	
	2～3 岁	4～6 岁	7～10 岁	11～13 岁	14～17 岁	18～64 岁	≥65 岁
食盐（g/d）	<2	<3	<4	<6	<6	<6	<5
烹调油（g/d）	15～20	20～25	20～25			25～30	

控制方法如下。

1）培养清淡口味，逐渐做到量化用盐用油。

2）注意隐性钠/油问题，少吃高盐（钠）高脂肪食品（表 17-6）。

表 17-6　调味品和加工食品中的钠、食盐的含量（g/100 g）

食品名称	钠（食盐）	食品名称	钠（食盐）
酱油	5.7（14.6）	方便面	0.4～0.8（1.0～2.0）
豆瓣酱	6.0（15.3）	饼干（夹心）	0.3（0.8）
甜面酱	2.1（5.3）	饼干（咸）	0.7（1.8）
腐乳（红）	3.1（7.9）	海苔	1.6（4.0）
榨菜	4.3（10.8）	薯片	0.5（1.3）
味精	8.2（20.7）	麦片	0.3（0.8）
鸡精	18.9（48.0）	奶油豆腐干	1.6（4.0）

（2）每日反式脂肪酸的摄入量不超过 2 g，建议如下。

1）少吃含氢化植物油的加工食品：威化饼干、奶茶、奶酥、泡芙、咖啡伴侣等。

2）改变烹饪方法：做饭时少用煎炸、多用蒸煮等。

3）查看食品标签：如果食品标签的配料表里有"棕榈油""植物氢化油""人造黄油（奶油）""人造脂肪""氢化油""起酥油""精炼植物油""植脂末""复合脂质配料"等名称，注意它们都含有反式脂肪酸。

（3）添加糖每日摄入量不超过 50 g，最好控制在 25 g 以下。

1）少喝含糖饮料（糖与身体的氧化、肥胖和癌症均有关系）。

2）少吃甜味食品：糕点、甜点、冷饮等（表 17-7）。

表 17-7　各种饮料中隐形糖的含量

名称	容量（ml）	总含糖量（g）
绿茶饮料	500	20.0
凉茶	310	28.2
茉莉清茶	550	23.1
运动饮料	600	29.4
红茶饮料	500	48.0
罐装可乐	330	37.0
小瓶可乐	600	63.6
罐装雪碧	330	36.3
芬达	600	63.6
果味饮料	450	46.4
咖啡饮料	268	21.2

6. 知己知彼，百战不殆　控制体重是个长期战役，需要明确自己的每日能量需求和饮食控制，也就是知道每日自己吃什么。同时也要告诫自己，无论是饮食还是运动，都不可能一蹴而就。如果当日因为贪杯，自己就主动减少主食量。如果当日饮食摄入超量，次日就要有意识地少食或者不食。可以轻断食或者采用一周"5+2"饮食法，即一周 5 天正常饮食，周末轻断食，给身体一个调整期。

对于运动，尤其是每日规律运动，连续次日清晨称体重都不降低的女性而言，更不能轻言放弃。因为我们的身体每丢失 1 分子的肌单元，就丢失 3 分子的水单元。所以要连续锻炼 3 天，才能看到 1kg 左右的体重下降。围绝经期女性，不必强求运动姿势达到标准或到位，介于有氧运动和伸展运动之间即可，调理呼吸，坚持就好，养成运动习惯，不仅可以减重，而且有助于缓解焦虑和不安等负面情绪。运动过后，酣畅淋漓，整个身心都得到了释放。

人生过半，俗事看淡。围绝经期给了我们重塑自己的新机会，可以再对自己发起挑战，调整生活方式，制订健康规划，坚持合理饮食，养成运动习惯，为自己的老年生活打下良好的基础。所谓优雅地老去，就在一日三餐间的自律、一颦一笑间的自觉，期待每个姐妹都可以收获一个健康的自己！一个优雅的老年！

第十八章 运动习惯

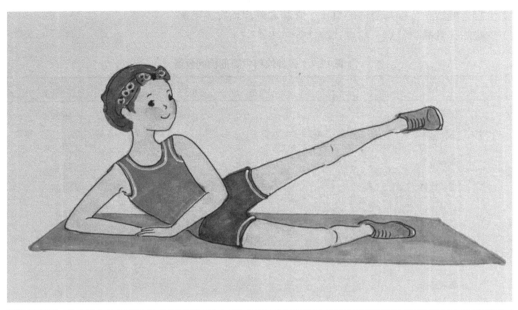

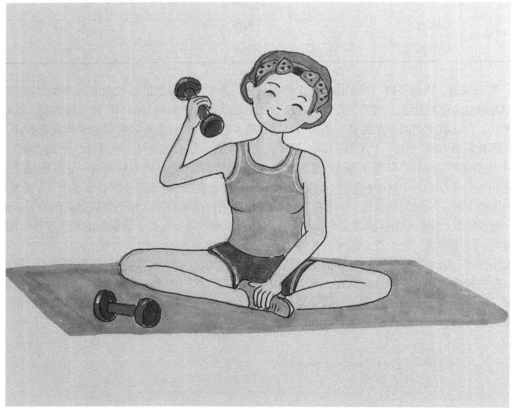

　　汗水是脂肪的眼泪。围绝经期女性随着年龄增加，基础代谢率降低，加之体力活动减少，体重很容易增加。运动，正是燃烧这些多余热量的最好方式。有氧运动，像跑步、游泳、抗阻训练都是很好的选择。这些运动不仅可以控制体重，还能有效避免因为雌激素水平下降和神经肽 Y 产生过量引发的向心性肥胖。肥胖会增加糖尿病、高血脂、高血压的发生率。高血脂又与慢性疾病如心血管疾病、妇科恶性肿瘤、2 型糖尿病的发生相关。

　　由于雌激素水平下降，围绝经期女性罹患心血管疾病的风险增加。绝经后女性的血脂异常率显著高于绝经前女性。较高的体力活动量与较低的血糖相关，运动干预能够有效改善围绝经期女性血清中性激素水平与自由基、血脂水平状况，从而改善心血管功能。绝经后女性，尤其是骨质疏松女性，实行低热量饮食控制体重须慎重。因为节食会导致骨密度减少，对骨骼健康不利。而中高强度的运动训练、功能训练能够促进自主神经对心脏的调节，有氧训练、阻力训练可以帮助控制高血压。因此，科学合理的运动对于围绝经期女性而言，不仅有助于改善肥胖，而且对于降低代谢疾病风险、提高机体抵抗力均有积极作用。

　　围绝经期女性骨密度逐渐减少容易引起骨质疏松。当重复做某个动作时，骨骼就会逐渐变得坚固。中高强度的抗阻训练和冲击训练，是骨骼健康的最佳伙伴。骨骼可以通过调整自身质量、结构及力量来适应外部的机械负荷变化。适宜的骨骼刺激应有一定的强度，而不增加运动期间的受伤风险，并能让骨骼产生相应的超量恢复为宜。低强度运动对围绝经期女性的骨质流失几乎无影响，4 km/h 的步行速度被认为是保持骨骼水平的最低标准。高强度的抗阻训练（8～12 rm）、冲击训练（＞2～4 倍自身体重）对骨质提高均有较好效果。骨骼对刺激的反馈具有明显靶向性特征，运动需要针对不同的身体部位设计相适应的练习方法。除了上述几种症状，围绝经期女性还可能遭遇潮热、出汗、睡眠障碍等问题，运动可以帮助女性缓解这些不适。例如，抗阻训练能帮助我们提高睡眠质量，而有氧运动则能缓解潮热和出汗。

　　因此，对于围绝经期女性而言，运动不仅仅是保持身体健康的一种生活方式，更是帮助女性维持心理健康的一剂良药。

　　怎样才能使运动成为一种生活习惯呢？我们推荐 SMART 原则。SMART 原则就是 specific（明确性）、measurable（可测量）、attainable（可实现）、relevant（相关性）和 time-bound（时限性）五个英文单词的首字母写到一起，当然，smart 本身代表"聪明"。SMART 原则是针对预期目标所实施的具体方案，坚持下去，就会养成运动习惯。

　　specific：就是明确性。要明确具体怎么吃。对于 BMI ≥28 kg/m² 的围绝经期女性而言，建议三低三高饮食，也就是要做到低糖低脂低热量，高蛋白高纤维高维生素。结合 2022 年中国居民营养膳食餐盘计划，将每餐食物总量进行规划，每日的总热量控制到 1000～1200cal，吃饭做到定时定量；食材种类要多样化，每日的食物应包括谷薯类、蔬菜类、鱼肉蛋豆类、水果类。每日摄取 12 种以上食物，每周 25 种以上。餐盘的设置比例蔬菜水果类占 1/2，蛋白质类占 1/4，谷薯类主食占 1/4。吃什么？对于围绝经期女性而言，不但要控制每餐的具体食量，还要注意食材加工方法，以蒸煮为主，少油炸煎炒。

　　运动应该明确目标、节奏，循序渐进。比如每日进行 30 分钟以上的快走，每周 5 次以上，以呼吸、心跳加速，感觉吃力但不费力的境界最好，最适心率为"170 – 年龄"。

　　measurable：是指可测量。也就是我们用到的这些指标都能够测量，比如每日清晨空腹状态下称重，每周减重的适宜节奏是掉 0.5 kg。每日的总热量控制到 1000～1200cal，餐盘的设置比例蔬菜水果类占 1/2，蛋白质类占 1/4，谷薯类主食占 1/4。可测量指标还包括每日快走的时间、平板支撑的数量等。观察这些数据的变化，能帮助我们管控体重，调整具体减重方案。

　　attainable：是指可实现。目标要适合自己，以每周减 0.5 kg 为宜。只要想动随时可以，居家时就地取材，室外运动触手可及。尽量营造一个随时都可以实施减肥的环境，随时随地，自由掌握。如居家时没有哑铃可以用自制饮料瓶代替等。

relevant：是指相关性。运动逐渐增量，循序渐进。代餐只能代替一时，生活习惯影响终身，自律才能获得自由。

time-bound：是指时限性。每周目标：减 0.5 kg。那么每月目标？3 个月目标？半年目标？1 年目标？时限性可随目标变化，量力而行，循序渐进，养成良好的生活习惯则能受益终身。

第十九章　定 期 体 检

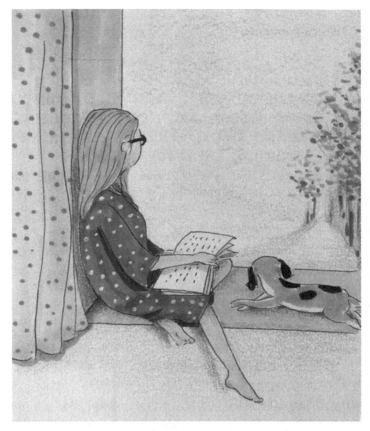

　　每个女性的一生会经历第一次月经，也会经历最后一次月经，然后进入绝经期。卵巢功能开始衰退直到绝经后 1 年内这段时间又称围绝经期。很多女性在此期间会出现异常子宫出血现象，也有很多人认为到了这个年龄，月经不正常很正常，不必太在意。这种观念其实要不得。这个阶段是女性人生的转折点，也是恶性肿瘤的高发阶段。

　　围绝经期常见的症状有自主神经紊乱、精神紧张、情绪波动、血压不稳、面部潮红、出汗、畏寒、失眠等；月经周期紊乱，经血或多或少，甚至发生血崩，也容易发生尿道炎、膀胱炎或尿失禁等；代谢功能紊乱，钙磷代谢失常，使骨质疏松，容易发生骨折。长期阴道流血会导致继发性贫血，出现头晕、无力、心慌、水肿、失眠、耳鸣等症状。还可能引起生殖器官感染、身体虚弱、抵抗力差，严重的话还会危及生命。值得注意的是，异常阴道流血的背后可能是炎症，甚至是生殖器官恶性肿瘤。

　　很多病理性疾病也可以表现为异常的阴道出血症状，最常见的子宫良性病变有子宫内膜增殖症、子宫内膜息肉（均有恶变的风险）、子宫肌瘤、子宫腺肌病等；阴道、子宫颈的良性病变有子宫颈息肉、生殖器官湿疣、老年性阴道炎等。

　　需要重点提醒大家的是：生殖器官恶性肿瘤，特别是子宫内膜癌，临床表现与围绝经期月经紊乱非常相似。另外，宫颈癌、卵巢癌、输卵管癌等的表现也是不规则阴道出血及血性白带。

此外，合并内外科疾病也可能出现异常阴道出血如甲状腺功能亢进、甲状腺功能减退、肝病、酒精肝、重症肝炎、肝硬化、肾脏疾病、血液系统疾病、自身免疫病等。

建议围绝经期女性每年做一次全身体格检查，包括妇科检查，确定阴道、子宫颈、子宫、附件是否健康。具体来说，可行 TCT 及 HPV 筛查，排除子宫颈病变。做 B 超检查排除子宫器质性病变：子宫内膜息肉、增生，子宫肌瘤，子宫腺肌病，有无盆腔包块等。抽血检查看有无贫血、感染、凝血功能异常、血脂代谢异常、肝肾功能异常、甲状腺功能异常等。

围绝经期女性应该做哪些检查呢？我们给大家的建议如下。

一、血液检查

1. 血常规　抽血检查血常规，包括红细胞计数、白细胞计数、血小板计数、血红蛋白。尤其是月经紊乱的女性，一定要注意血红蛋白是否正常。血红蛋白低于 120 g/L 为轻度贫血，低于 90 g/L 为中度贫血，低于 60 g/L 为重度贫血，低于 30 g/L 则为极重度贫血。一旦贫血，需要积极寻找出血原因。当血红蛋白低于 80 g/L 时，需要输血治疗。如果合并黏膜下子宫肌瘤，长期慢性出血，也会导致慢性贫血。当合并感染时，白细胞计数会升高，再根据白细胞分类是中性粒细胞增高还是淋巴细胞增高来判断是细菌感染还是病毒感染，从而选择正确的抗生素。所以血常规有助于我们早发现异常，并早治疗。

2. 肝功能、肾功能　尤其是喜欢小酌几杯的女性，每醉酒一次相当于患了一次肝炎。如果是在进行 MHT 的女性，需根据医嘱定期检查肝功能和肾功能。因为雌激素在肝脏灭活，在肾脏代谢，需要定期评估肝肾功能。根据个人经济能力确定检查项目，尤其是长期饮酒者、病毒性肝炎患者，更要关注自己的肝功能变化。

3. 血脂　围绝经期及绝经后女性容易出现腹部脂肪堆积，且胆固醇、甘油三酯、低密度脂蛋白水平升高的风险增加。

40 岁以上女性，血脂包括总胆固醇、高密度脂蛋白、低密度脂蛋白、甘油三酯，如果超出正常范围，就需要改变自己的生活方式。如果体重增加，就要减重，将体重控制在正常范围之内。

4. 同型半胱氨酸　同型半胱氨酸水平升高可能导致内皮功能障碍，增加心血管疾病的发病风险。

5. 空腹血糖　围绝经期和绝经后女性易发生胰岛素抵抗、糖调节异常及 2 型糖尿病。雌激素可降低绝经后女性的空腹血糖水平和胰岛素抵抗，增加胰岛素敏感性，改善代谢，有助于血糖控制，减少或延缓发展成为 2 型糖尿病。

6. 25-羟基维生素 D_3（$25-(OH)_2-VitD_3$）　维生素 D_3($VitD_3$)是维生素 D 的一种，是维持人体正常生理功能的一种重要维生素。一方面参与了骨骼和血液中钙、磷的代谢过程，另一方面与人体的免疫系统息息相关。$25-(OH)_2-VitD_3$ 水平可以帮助围绝经期女性检测体内维生素 D 的水平及骨量流失的程度。所以补钙的同时要注意补充维生素 D，争取每日室外活动 10 分钟，让阳光帮助我们进行维生素 D 的转化，促进钙的吸收。

7. 甲状腺功能　当围绝经期女性出现心慌、气短、易汗、脾气大时，不要总是觉得这些是围绝经期的正常表现，也有可能是甲状腺功能亢进的表现。反之，如果总觉得疲乏无力、嗜睡、畏寒，也有可能是甲状腺功能减退的表现。

8. 性激素全套　性激素全套不能预测绝经时间，不作为常规体检项目，但可以评估卵巢的功能和是否绝经。如果是为了生育目的，可以检测性激素全套。

9. 妇科肿瘤标志物　妇科肿瘤标志物检查往往是在进行妇科 B 超检查发现存在子宫内膜癌、卵巢肿瘤等妇科肿瘤的基础上进行的进一步检查，并非常规检查。

（1）糖类抗原 125（CA125）：是目前卵巢上皮癌最好的标志物，血清正常阈值一般定为 35 U/ml，是目前研究最多及应用最广的妇科肿瘤标志物。对肿瘤检测具有较高价值。在卵巢浆液性上皮癌中，可以出现 CA125 明显增高，这也是发现卵巢上皮癌的首选肿瘤标志物。CA125 在卵巢癌的早期发现、指导治疗、疗效评价和病情监测方面都具有一定的临床应用价值。如果绝经后女性存在附件包块，同时具有高水平的 CA125（＞200U/ml），诊断卵巢恶性肿瘤的阳性预测值达 96%，而对于绝经前患者诊断特异度较低。

（2）糖类抗原 19-9（CA19-9）：主要是对检测黏液性癌及透明细胞癌有较高的敏感性。卵巢癌有37%～53%的阳性率，临界值为 37 U/ml。当 CA19-9 明显升高时，首先应考虑是否为肿瘤性病变，但要注意排除盆腔炎等良性病变的可能。

（3）癌胚抗原（CEA）：是一种分子量约为 200 000Da 的糖蛋白，是一个非特异性的上皮性肿瘤标志物，临界值为 5 μg/ml。在卵巢黏液性囊腺瘤、子宫颈黏液性腺癌中可以升高。70%～90%的结肠腺癌患者 CEA 高度阳性。

（4）甲胎蛋白（AFP）：是卵巢恶性生殖细胞肿瘤敏感而特异的肿瘤标志物，特别是在内胚窦瘤及胚胎细胞癌中更高，检测阈值为 20 μg/ml。AFP 升高也可见于原发性肝癌、肝病患者和孕妇，不具有特异性。

（5）人附睾蛋白 4（HE4）：在卵巢癌组织中高表达，在鉴别肿瘤的良性和恶性方面，HE4 的敏感性和特异性比 CA125 好，有助于卵巢癌的诊断和鉴别诊断。卵巢恶性肿瘤风险预测模型（ROMA）通过结合 CA125、HE4 以及女性的绝经状态计算卵巢癌风险指数。ROMA 对于绝经前女性的卵巢上皮性癌诊断灵敏度和特异度分别是 100%和 74.2%；对于任何年龄的女性，其灵敏度和特异度分别是 93.8%和 74.9%，且阴性预测准确率达 99%。

（6）鳞状细胞癌抗原（SCCA）：是从宫颈鳞状上皮细胞癌分离制备的一种肿瘤糖蛋白相关抗原。SCCA 对绝大多数鳞状上皮细胞癌的诊断具有较高特异度。70%以上的子宫颈鳞癌患者血 SCCA 升高，而宫颈腺癌仅有 15%升高。对外阴及阴道鳞状上皮细胞癌诊断的灵敏度为 40%～50%。此外，SCCA 与宫颈鳞癌患者的病情进展及临床分期有关，具有判断预后、监测病情进展的作用。

肿瘤标志物对肿瘤的诊治和病情检测具有一定意义，但不建议作为筛查目的。

二、尿常规、大便常规

1. 尿常规　包括以下一些项目，包括尿液的颜色、尿比重、尿 pH、尿糖、尿蛋白、尿液中的红细胞、尿隐血及亚硝酸盐，尿中是否有真菌，以及白细胞、红细胞的定量检查等。

2. 大便常规　也是三大常规常见的体检项目之一，包括大便中是否有微生物、真菌及寄生虫，大便的颜色，粪便隐血等。

三、B 超

B 超属于无创检查，经济实惠。

1. 妇科 B 超　MHT 开始前常规评估子宫内膜，可采用经阴道超声（TVUS）。对于 TVUS 测量子宫内膜≥4 mm 的患者建议使用孕激素 1 个疗程后再开始 MHT，以减少非预期出血的发生。对于TVUS 发现子宫内膜厚度≥5 mm 的围绝经期女性，伴异常子宫出血，需要宫腔镜检查或者子宫内膜活检。对于没有性生活的女性，建议经腹部超声检查，需要提前喝水憋尿。妇科 B 超有助于诊断盆腔炎症和妇科肿瘤，监测卵泡发育和宫内节育器位置。

2. 乳腺 B 超　早期乳腺癌无明显症状，主要是在体检时偶然发现。B 超是目前乳腺癌筛查的一个重要手段。如果自觉乳腺有肿块或者伴疼痛、肿胀等不适，建议行乳腺彩超检查，以了解乳房腺体有无纹理扭曲、结节、肿块等。如果显示肿块边界不清，或表面不光滑，需进一步行穿刺活检以明确性质。

3. 腹部 B 超　腹部 B 超可以检查较多脏器，包括肝、胰、脾、肾实质脏器，胆、胃、小肠、结肠、阑尾等空腔脏器。注意有无脂肪肝、胆囊结石、胆囊息肉。

4. 甲状腺 B 超　甲状腺 B 超非必需内容,当触诊发现甲状腺增大或甲状腺结节时再做甲状腺 B 超。

5. 颈动脉超声　颈动脉超声可以检查有无动脉粥样硬化斑块,给出医学建议。

四、心电图、胸部 X 线、肺部 CT

1. 心电图　常用于诊断各种心脏问题,如心律失常、心肌缺血、心肌梗死、心脏扩大和心脏肥大等。

2. 胸部 X 线　X 线是胸部疾病的初筛和首选的检查方法,主要用于检查肺部的感染性疾病如肺炎、肺结核、肺脓肿及支气管扩张等,肺癌及纵隔肿瘤,胸腔积液,气胸,有无肋骨骨折和心脏疾病等。

3. 肺部 CT　用于检查肺部组织密度及纹理是否正常,有无肺炎、胸腔积液、肺结节及占位性病变。对心脏及大血管可以了解血管走行、心脏大小是否正常,有无动脉夹层,有无右位心等。

五、一般检查内容

一般检查内容包括身高、体重、血压、内科的触诊、妇科检查、甲状腺检查、乳腺检查、直肠指检。如果身高突然减低 3 cm 以上,要考虑是否存在脊柱的压缩性骨折,需要就诊内分泌科,看是否存在骨质疏松。

六、骨密度检查

骨质疏松的高危因素包括:绝经尤其是早绝经,POI,脆性骨折(即非暴力或轻微外力后骨折)家族史,维生素 D 及钙等营养摄入不足,低体重(BMI < 18.5 kg/m^2),缺乏运动、吸烟、过度饮酒等不良的生活习惯,一些影响骨代谢的慢性疾病及长期服用糖皮质激素等药物。临床常用骨质疏松风险一分钟测试题及 OSTA 来判断是否存在骨质疏松的高危因素。

基于骨密度的测定结果诊断低骨量及绝经后骨质疏松,WHO 推荐 DXA 检查,绝经女性测定值低于同性别同种族健康成年人骨峰值 2.5 个标准差(即 T-值≤–2.5 SD)诊断为骨质疏松,T 值在–2.5~–1 SD 诊断为低骨量。如发生过脆性骨折,无论骨密度测定是否到达诊断标准也可诊断为骨质疏松。对于 POI 及未绝经女性,建议以测定值低于同性别同年龄健康人均值 2.0 个标准差(即 Z 值≤–2.0SD)定义为低骨量。

40 岁以上女性建议每 3 年测一次骨密度,使用双能 X 线骨密度检测仪检测。

七、胃肠镜检查

45 岁以上女性,建议做一次胃肠镜检查,3 年左右复查。因为围绝经期和绝经后期是消化道肿瘤的高发阶段,早发现、早诊断、早治疗,将疾病阻断在癌症病变之前。如果肠镜检查发现腺瘤样息肉,摘下活检,有问题者进入医疗程序。

八、宫颈癌筛查

1. TCT 检测　TCT 是液基薄层细胞检查(thin-prep cytology test)。液基制片代表的是一种新技术。TCT 技术是将细胞收集到液体固定液中,离心,去掉杂质,然后由机器自动将薄薄一层细胞铺在玻片上,经过染色而制成的图片。TCT 系统检测宫颈细胞并进行细胞学分类诊断。具有制片标准规范、细胞结构和背景清晰、质量更稳定等特点。TCT 是宫颈癌筛查的重点,可以在无自觉症状时发现癌前病变,在非癌时期及早进行临床诊治,从而预防、阻止癌变发生。子宫颈细胞学贝塞斯达报告系统将细胞学形态异常分为以下几类：不典型鳞状细胞（ASC）、未明确诊断意义的不典型鳞状细胞（ASC-US）、不能排除高级别鳞状上皮内病变的不典型鳞状细胞（ASC-H）、低级别鳞状上皮内病变（LSIL）、高级别鳞状上皮内病变（HSIL）和鳞状细胞癌（SCC）、不典型腺上皮细胞（AGC）、原位腺癌（AIS）和腺癌。

推荐不具备高危型HPV核酸检测条件的地区可采用子宫颈细胞学检查。当条件成熟后，采用基于高危型HPV核酸检测的筛查方法。

2. HPV检测 是人乳头瘤状病毒（human papilloma virus），是导致宫颈癌的罪魁祸首。HPV目前已经发现的有120余种。HPV可以分为高危型和低危型，高危型HPV包括16、18、31、33、35、39、45、51、52、56、58、59、66、68等亚型，与癌变及癌前病变相关，低危型HPV包括6、11、42、43、44等亚型，主要与轻度鳞状上皮损伤、泌尿生殖系统疣、复发性呼吸道息肉相关。HPV敏感度高、特异度低。

TCT和HPV检查时间都是在月经干净后3～7天，检查前3天禁止性生活。TCT检查可以单独筛查，HPV检测不做单独筛查。

宫颈癌筛查起始年龄是25岁，25～64岁女性每5年单独检测一次HPV核酸，或联合筛查，或每3年检查一次细胞学。65岁以上女性，如既往有充分的阴性筛查记录（即10年内有连续3次细胞学筛查，或连续2次HPV筛查或联合筛查，且最近一次筛查在5年内，筛查结果均正常），并且无宫颈上皮内瘤变（CIN）、HPV持续感染，以及无因HPV相关疾病治疗史等高危因素，可终止筛查。

对65岁以上，如从未接受过筛查，或65岁前10年无充分阴性筛查记录，或有临床指征者，仍应进行宫颈癌筛查。

特殊人群筛查包括以下5类人群：

（1）对于25岁以下女性，如果存在多个性伴史、过早性生活史、感染人类免疫缺陷病毒（HIV）及吸烟等高危因素，发生宫颈癌的风险增高。建议性生活开始后1年内进行筛查，并适当缩短筛查间隔。

（2）妊娠期女性的筛查：妊娠期女性进行筛查的目的是排除宫颈癌。对于从未接受过宫颈癌筛查的女性、未进行规范宫颈癌筛查的女性、恰好到需再次宫颈癌筛查的女性，建议在孕前检查或者第一次产前检查时进行宫颈癌筛查，筛查方法采用单独细胞学检查或者HPV+TCT联合筛查。

（3）子宫切除术后女性的筛查：对于因宫颈癌前病变切除子宫的女性，建议每年进行联合筛查，若联合筛查3次均阴性，延长至每3年一次，持续25年。对于因良性子宫疾病（非宫颈癌前病变）切除子宫的女性，若无可疑临床症状或体征，不推荐常规筛查。对于不明确子宫切除术前是否存在癌前病变的患者，若有临床可疑症状或体征，建议进行联合筛查。

（4）免疫功能低下人群筛查：推荐对于有性行为的免疫功能低下女性，尽早进行筛查，筛查策略遵循HIV感染人群。

（5）预防性HPV疫苗接种后筛查：策略同普通人群。

第二十章　中医养生

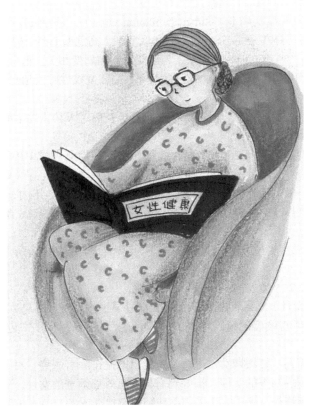

　　中医养生，是指通过中医疗养的方法颐养生命、增强体质、预防疾病，从而达到延年益寿目的的一种医事活动。中医养生重在整体性和系统性，目的是预防疾病，治未病。所谓"生"，就是生命、生存、生长之意；所谓养，即保养、调养、补养之意。以传统中医理论为指导，遵循阴阳五行生化收藏之变化规律，对人体进行科学调养，保持生命健康活力。

　　中医养生贵在养德。中医学认为这是健康和长寿的最重要条件。如《黄帝内经》云："恬淡虚无，真气从之，精神内守，病安从来。"故养生重在养心，保养精、气、神，即通过怡养心神、调摄情志、调剂生活等方法，从而达到保养身体、减少疾病、增进健康、延年益寿的目的。

　　情绪，在生理学上源自脏腑的功能运动，在心理上源自个体内心喜好和价值判断，在社会上源于角色的担当和实践的刺激。中医学是通过阴阳五行理论，把万事万物、形形色色的宇宙事物做了非常系统的分类，包括时间上的春夏长夏秋冬、空间上的东南西北中、形态上的长尖方薄圆、色泽上的青赤黄白黑、味觉上的酸苦甘辛咸、气息上的燥焦香腥腐、变化上的生长化收藏、情绪上的喜怒忧思恐、脏腑上的肝心脾肺肾、社会角色上的工官农士商等；又通过阴阳五行理论，进一步把万事万物在"社会-心理-生物"整体层面给予了关联，使这些看起来散在的、不相关的事情，建立了内在系统的联系，并且可以按照阴阳五行生克制化理论，启动由疾病向健康转化的枢机。《素问·金匮真言论》写道："东方青色，入通于肝，开窍于目，藏精于肝。其病发惊骇，其味酸，其类草木，其畜鸡，其谷麦，其应四时，上为岁星，是以春气在头也。其音角，其数八，是以知病之在筋也，其臭燥。南方……中央……西方……北方……"在五行模型下，中医学使五位、五色、五脏、五情、五畜、五谷等要素构建了整体系统模型，使这些散在的事物，有了系统的内在逻辑，并在此基础上，建立了中医天人相应理论、中医整体脏腑理论、中医特色望闻问切诊断理论、中医辨证施治体系、中药四气五味补虚泻实治疗理论、中医经络穴位气化理论等。这就使健康系统中的每一个具体问题都可以归入整体系统思考，从中寻找相关联的有效启动点，完成局部和系统的调整与修复，使局部重新恢复在整体中的功能，更使整体功能得到强化和加强。

卵巢的功能衰退是一个渐进发展过程，是卵母细胞加速减少直至耗竭所致，表现为卵泡刺激素升高、雌激素水平波动性下降、月经紊乱和生育能力下降，伴或不伴潮热出汗、心烦易怒等一系列躯体和精神心理症状。

中医理论认为：肾藏精，主生长发育和生殖，主宰"肾-天癸-冲任-胞宫"轴的协调。在肾的主导下，天癸成熟泌至，使冲任二脉聚集脏腑之血溢入胞宫，既孕则营养胎元，未孕则化为月经依时而下。肾精不足，天癸缺乏物质基础而不能成熟，导致月经紊乱、闭经或绝经，故而肾虚是卵巢功能衰退的主要病理生理原因。肾虚阴阳失调，累及体内各脏腑功能失于调节，尤其与肝、心、脾、肾四脏间的病理变化密切相关。肾阴虚不能上济心火，可致心肾不交，出现卵巢储备功能减退或绝经前后诸证。传统中医虽无与"卵巢功能减退"相对应的病名，但根据临床表现，可归属于"月经稀发""月经先闭""不孕症""年未老而经水断""绝经前后诸证"等疾病范畴。

1964 年，著名中医专家卓雨农首先提出"绝经前后诸证"的病名。中医学对于围绝经期的认知是妇女绝经前后出现的一系列与绝经相关的症状。早期和中期主要表现为月经失调、燥热出汗、烦躁易怒、悲伤易哭、失眠、头晕心悸、阴道和尿道不适。晚期主要表现为关节酸痛、胸闷、胸痛、肥胖、注意力不集中、记忆力下降。

一、绝经前后诸证——古籍症状描述

1. 百合病　《金匮要略·百合狐惑阴阳毒病脉证并治》曰："百合病者……意欲食，复不能食，常默然，欲卧不能卧，欲行不能行；饮食或有美时，或有不用闻食臭时；如寒无寒，如热无热；口苦，小便赤；诸药不能治，得药则剧吐利。如有神灵者，而身形如和，其脉微微。"

2. 燥热　《金匮要略·妇人杂病脉证并治》写道："妇人脏躁，喜悲伤欲哭，像如神灵所作，数欠伸。甘麦大枣汤主之。"

3. 潮热、汗出　《医学衷中参西录》记载："妇女寒热往来，或先寒后热，汗出热解，或月事不调，经水短少。"

二、月经及生殖生理

《素问·上古天真论》曰："女子七岁，肾气盛，齿更发长；二七而天癸至，任脉通，太冲脉盛，月事以时下，故有子；三七，肾气平均，故真牙生而长极；四七，筋骨坚，发长极，身体盛壮；五七，阳明脉衰，面始焦，发始堕；六七，三阳脉衰于上，面皆焦，发始白；七七任脉虚，太冲脉衰少，天癸竭，地道不通，故形坏而无子也。"

1. 天癸　马玄台注释《素问》时说："天癸者，阴精也。盖肾属水，癸亦属水，由先天之气储积而生，故谓阴精为天癸也。"

《中医大辞典》是这样阐释的：天癸"促进人体生长、发育和生殖机能，维持妇女月经和胎孕所必需的物质。它来源于男女之肾精，受后天水谷精微的滋养而逐渐充实"。

性质：属水；位置：下焦；功用：激发人体性功能，生殖，女子见月事，男子见精溢。

2. 月经的调节（**图 20-1**）　肾和天癸对月经至关重要，肾衰和天癸竭是主要病机。

心（脑）-肾-子宫轴：心肾相交，才有可能推动阴阳消长转化运动的发展。心主神明，司情志等一切精神活动；肾主生殖，藏精而系胞宫。心气不降，则月事不至，肾阴亏损，月经亦无物以下。胞宫之藏在于肾，胞宫之泻在于心，心肾相交，胞宫之藏泻有序，月经定期而至。

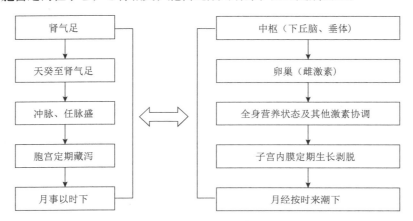

图 20-1　月经的调节

三、病因病机

围绝经期是女性绝经前后的生理阶段，此期间出现的一系列症状临床上称为围绝经期综合征，中医临床称之为绝经前后诸证。绝经前后诸证是指女性在绝经前后，围绕月经紊乱或者绝经现象，出现烦躁易怒、烘热汗出、潮热面红、眩晕耳鸣、腰背酸楚、面肢水肿、心悸失眠、情志不宁等症状。一般分为肾阴虚证、肾阳虚证、肾阴阳俱虚证，以平调肾中阴阳为主要治疗原则（图 20-2）。

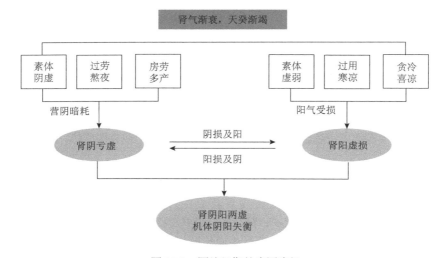

图 20-2　围绝经期的病因病机

肾与全身多个脏器相关，五脏久病，穷必及肾。

肝肾精血同源，如果肾水不足，肝血也易亏虚。肝血亏虚，肝脏"体阴而用阳"，阴血不足，功能受影响。疏肝泄情绪。肾虚愈久，肝气郁结。

肾与心的关系：水火禁忌。心火居于上源，肾水居于下源。但肾水能上涵心水，上涵心阴，包涵心阳，使其不至过旺。一旦肾阴亏虚，心阴不足，无法包涵心阳。当肾阴不足，会出现心火旺，出现口干、失眠等心肾不交的情况（图 20-3）。

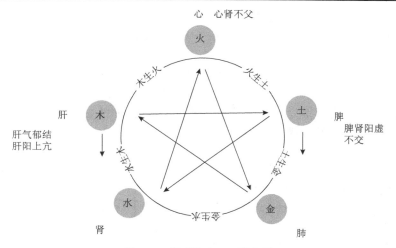

图 20-3 肾虚为本，五脏相关

肾是先天之本，脾是后天之本。脾气益虚，脾阳益亏。太阴之为病，腹满而食不下，自立于肾，阳虚表现，如肾精不足，脾阳可能会相应受损，最终表现为脾肾阳虚、大腹便便、腹泻、怕冷等。所以围绝经期综合征，肾虚是一个最根本的病因。同时又与五脏相关，可能会出现肾虚肝郁、心肾不交、脾肾阳虚的夹杂证。

四、绝经前后诸证的辨证思路

1. 中医临床辨证论治总体原则
（1）辨证原则：肾虚为本，五脏相关。
（2）治疗原则：调理肾阴肾阳、兼治他脏（疏肝解郁、交通心肾等）。

2. 绝经前后诸证辨证思路
需要辨别清楚潮热、汗出两个症状的轻重。
（1）以潮热为主
偏阴虚：以二仙汤为主，加大黄柏、知母的量，另可加地骨皮、白薇、银柴胡清血分虚热，甚者加龟板、鳖甲；可以用青蒿鳖甲汤。兼见睡眠障碍者：黄连阿胶汤、清心滋肾汤。肾阴不足，心火偏亢者：清心滋肾汤。
（2）以汗出为主
1）盗汗为主的，偏阴虚火旺——当归六黄汤
症状：发热盗汗、面赤心烦、口干唇燥、大便干结、小便黄赤、舌红苔黄，脉数。
当归六黄汤：当归、生地黄、熟地黄、黄芩、黄柏、黄连、黄芪，养血育阴与泻火彻热并进，育阴泻火与益气固表相配。
2）但头汗出，偏阴虚火旺——遏汗丸
遏汗丸：出自陈士铎《石室秘录》，治肾火有余，肾水不足，头顶汗出。组成：熟地黄、五味子、麦冬、桑叶。
3）偏阳虚、气虚的汗出（以自汗为主）
症状：汗冷如水，怕风怕冷。
4）潮热汗出并重——偏阴阳失调
二仙汤：原方茅草、淫羊藿与黄柏、知母量均衡，酌情给予养阴清热及益气和表之品。
3. 中医情志疗法 开导：《灵枢·师传》曰"人之情，莫不恶死而乐生，告之以其败，语之以其

善，导之以其所便。开之以其所苦，虽有无道之人，恶有不听者乎"？

"人之情，莫不恶死而乐生"，厌恶死亡，乐于生存，这是人之常情。"告之以其败"，如果没有不适，就指出疾病的危害，引起患者重视，并使患者对疾病有正确的认识和态度。"语之以其善"，指出患者要与医生合作，及时治疗并增强战胜疾病的信心。"导之以其所便"，指出治疗的具体措施，并劝告患者如何调养。"开之以其所苦"，指出患者的消极心理状态，帮助患者从疾病的痛苦中解放出来。"虽有无道之人，恶有不听者乎"？即使是那些不讲道理的人，难道还听不进去这些善言善语吗？这是疏导疗法的理论基础，就是对患者阻塞的病理心理状态进行疏通引导，使之畅通无阻，从而达到治疗和预防疾病、促进身心健康的一种治疗方法。

情志治病：《黄帝内经》指出"悲胜怒""恐胜喜""怒胜思""喜胜忧""思胜恐"。中医学强调情志致病，情绪是导致许多疾病发病的重要病因之一。个人的健康问题，受社会、心理因素的影响非常大，人们因生活事件而引发情志改变，常常会导致脏腑气机紊乱，并使患者产生确实的生理病理改变。我们要学会顺势而为，因势利导，疗愈自己，别和自己精神内耗。

（1）中药结合中医情志，改善围绝经期症状

研究共纳入 424 例围绝经期综合征患者，采用随机对照单盲法，随机分为中药+中医情志治疗、中医情志治疗+安慰剂、单纯中药、安慰剂组，共治疗 12 周，随访 12 周。采用 Kupperman 改良评分、MENQOL 进行评价，结果显示，中药+中医情志治疗对于症状缓解效果最好，对于躯体症状和精神症状均有较好的改善作用。

（2）针灸改善乳腺癌内分泌治疗伴随的围绝经期症状

研究纳入 15 例服用他莫昔芬并有围绝经期症状的患者，采用 Greene 量表分别在 0 个月、1 个月、3 个月和 6 个月进行评价。结果显示：在情绪、血管舒缩症状、躯体症状各方面具有显著改善作用。

（3）中药或针灸与抗抑郁药相比，改善围绝经期抑郁症

Meta 分析显示，中药和针灸均能降低汉密尔顿（HAMD）抑郁量表评分，与抗抑郁药相比，在改善非严重的围绝经期抑郁症方面，疗效相当。

（4）刮痧结合中药改善围绝经期症状

随机对照试验（RCT）纳入 80 例围绝经期妇女，随机分为刮痧+中药、单纯中药组，共治疗 8 周，采用 MENQOL 进行疗效评价。8 周后，与治疗前对比，两组对 MENQOL 各个领域均有改善作用（$P<0.05$）。组间对比，除了性功能领域，其他差异均有统计学意义。

（5）中药改善围绝经期症状

荟萃分析结果表明，绝经过渡期患者服用坤泰胶囊 2 周起效，3 个月可有效缓解绝经症状，与 MHT 相当。绝经期女性需接受长期治疗和管理，服用坤泰胶囊 1 年及以上，不仅改善了绝经症状，还能提高患者生活质量；对绝经女性远期风险，如认知记忆、心血管疾病、骨质疏松，坤泰胶囊也能起到有效的保护作用。

4. 中医治疗的优势

（1）灵活多变：个体化辨证（症-证）论治，多样化治疗。

（2）不良反应发生率：乳房胀痛、阴道不规则出血等 MHT 相关不良反应发生率低。

（3）针对特殊时期、特殊人群的优势。

MHT 禁用人群：MHT 应用禁忌证人群，如已知或可疑患有乳腺癌、与性激素相关的其他恶性肿瘤等；最近 6 个月内患有活动性血栓或动脉栓塞性疾病。

MHT 慎用人群：子宫肌瘤患者、MHT 恐慌患者、MHT 不能解决的部分症状（中西医结合）、围绝经期症状明显者。

5. 中医治疗的不足

（1）中医药难掌握，需要强大的中国文化、文学、哲学功底；临床相对无成法，无固法，且随着

证型转换需要灵活调整。

（2）对患者而言，煎煮中药麻烦、频繁就诊麻烦、接受其他如针灸治疗也麻烦，且煎煮的中药口感通常欠佳。

（3）中药特点有限、研究水平有限。相对 MHT，不是"一揽子"可以解决绝经相关问题的方法。

《黄帝内经》提出"五谷为养，五果为助，五畜为益，五菜为充，气味合而服之，以补精益气"，进行饮食调养，只有全面均衡的饮食才能保证人体健康。生活中，我们要汲取传统医学的智慧，做好自身的情绪管理，并身体力行来感染和影响家人、朋友、同事，不但能保持自己的身体健康，精力旺盛，还能节约大量的社会和家庭医疗开支，更有益于和谐社区的构建。祖国医学博大精深，西方医学技术先进。我们可以利用中医的"道"，即中医的整体思维理论，结合西医的"术"，即先进的诊疗手段，根据每个人具体的身体状况，来更好地守护健康，做好自己健康的第一责任人。

参 考 文 献

白文佩, 陈淑玲, 郑淑蓉, 等, 2005. 经皮肤吸收雌激素对更年期症状的治疗作用及调脂作用[J]. 中国妇幼保健,
    20(4): 499-501.

曹泽毅, 2014. 中华妇产科学(下册)[M].3 版. 北京: 人民卫生出版社.

陈蓉, 许秀华, 2022. 更好更年期[M]. 北京: 中信出版社.

陈蓉, 郁琦, 徐克惠, 等, 2013. 中国 14 家医院妇科门诊 40~60 岁患者绝经相关特征的调查[J]. 中华妇产科杂志,
    48(10): 723-727.

陈子江, 2016. 生殖内分泌学[M]. 北京: 人民卫生出版社.

陈瑛, 2015. 年龄、绝经状态与同型半胱氨酸水平的关系[J]. 国际妇产科学杂志, 42(2): 191-193.

陈继明, 施如霞, 肖惠超, 等, 2019. 子宫内膜增生管理策略变迁[J]. 中国肿瘤外科杂志, 11(1): 70-72.

黄薇, 郭春, 2010. 雌激素在围绝经和绝经后妇女的应用[J]. 实用妇产科杂志, 26(9): 647-649.

黄醒华, 王临虹, 2006. 实用妇女保健学[M]. 北京: 中国协和医科大学出版社.

康爱琴, 2013. 更年期妇女健康状况及影响因素分析[J]. 中国妇幼保健, 28(2): 283-286.

康曦予, 刘畅, 张金慧, 等, 2023. 围绝经期女性发生缺血性脑卒中危险因素分析[J]. 创伤与急危重病医学, 11(1):
    31-34.

孔北华, 马丁, 段涛, 2024.妇产科学[M]. 10 版. 北京: 人民卫生出版社.

李芬, 2008. 女性更年期保健[M]. 北京: 中国协和医科大学出版社.

李儒芝, 于传鑫, 1999. 激素补充治疗的副反应及处理[J]. 实用妇产科杂志, 15(4): 179-180.

刘欣, 李秀珍, 高鹏, 等, 2023. 不同时期女性心血管疾病特点及中医药治疗探析[J]. 山东中医药大学学报, 47(6):
    729-734.

刘宇恒, 许治强, 李斯颖, 等, 2015. 女性更年期前后脑卒中的危险因素研究进展[J]. 山东医药, 55(38): 94-96.

马晓欣, 郁琦, 向阳, 等, 2022. 绝经过渡期和绝经后期子宫内膜增生长期管理中国专家共识(2022 年版)[J]. 中国
    实用妇科与产科杂志, 38(12): 1195-1200.

孟旭, 杨伟宪, 2023. 围绝经期女性代谢异常与心血管疾病风险的研究进展[J]. 中国循环杂志, 38(7): 771-775.

阮祥燕, 杨欣, 2018. 围绝经期异常子宫出血诊断和治疗专家共识[J]. 协和医学杂志, 9(4): 313-319.

唐瑞怡, 罗敏, 范宇博, 等, 2022. 绝经对抑郁焦虑症状的影响: 北京市社区女性队列调查[J]. 中华妇产科杂志,
    57(6): 419-425.

王进, 张池, 兰天, 等, 2024. 抗苗勒氏管激素在生殖内分泌领域的研究进展[J]. 现代妇产科进展, 33(4): 317-320.

王世宣, 2021. 卵巢衰老[M]. 北京: 人民卫生出版社.

王艳, 任慕兰, 2016. 绝经激素治疗是否增加子宫内膜癌风险[J]. 中国实用妇科与产科杂志, 32(1): 71-74.

余柳云, 2023. 更年期妇女综合保健管理策略的应用效果[J]. 福建医药杂志, 45(5): 154-155.

郁琦, 2013. 绝经学[M]. 北京: 人民卫生出版社.

赵更力, 王临虹, 张文坤, 2002. 华北城乡围绝经妇女更年期保健知识、态度和行为的调查[J]. 中国健康教育, 18(1):
    1-4.

朱慧敏, 2017. 浅议女性绝经期激素补充治疗[J]. 湖北中医杂志, 39(4): 42-43.

左圣兰, 温玉娟, 徐小芳, 等, 2023. 围绝经期和绝经后女性对绝经相关的性功能障碍的认知情况调查[J]. 国际生殖
    健康/计划生育杂志, 42(6): 441-445, 480.

中华医学会, 2021. 抑郁症基层诊疗指南 (2021 年)[J]. 中华全科医师杂志, 20(12): 1249-1260.

中华医学会妇产科学分会绝经学组, 2018. 围绝经期异常子宫出血诊断和治疗专家共识[J]. 中华妇产科杂志, 53 (6): 396-401.

中华医学会妇产科学分会绝经学组, 2018. 绝经管理与绝经激素治疗中国指南 (2018) [J]. 中华妇产科杂志, 53 (11): 729-739.

中华医学会妇产科学分会绝经学组, 2023. 中国绝经管理与绝经激素治疗指南 2023 版[J]. 中华妇产科杂志, 58 (1): 4-21.

Abdi F, Mobedi H, Mosaffa N, et al, 2016. Hormone therapy for relieving postmenopausal vasomotor symptoms: a systematic review[J]. Arch Iran Med, 19 (2): 141-146.

Baber R J, Panay N, Fenton A, et al, 2016. 2016 IMS Recommendations on women's midlife health and menopause hormone therapy[J]. Climacteric, 19 (2): 109-150.

Bacon J L, 2017. The Menopausal Transition[J]. Obstet Gynecol Clin North Am, 44 (2): 285-296.

Barrientos R M, Frank M G, Watkins L R, et al, 2012. Aging-related changes in neuroimmune-endocrine function: implications for hippocampal-dependent cognition[J]. Horm Behav, 62 (3): 219-227.

Befus D, Coeytaux R R, Goldstein K M, et al, 2018. Management of menopause symptoms with acupuncture: an umbrella systematic review and meta-analysis[J]. J Altern Complement Med, 24 (4): 314-323.

Brinton L A, Felix A S, 2014. Menopausal hormone therapy and risk of endometrial cancer[J]. J Steroid Biochem Mol Biol, 142: 83-89.

Caretto M, Giannini A, Simoncini T, 2019. An integrated approach to diagnosing and managing sleep disorders in menopausal women[J]. Maturitas, 128: 1-3.

Cummings S R, Martin J S, McClung M R, et al, 2009. Denosumab for prevention of fractures in postmenopausal women with osteoporosis[J]. N Engl J Med, 361 (8): 756-765.

Diamanti-Kandarakis E, Dattilo M, Macut D, et al, 2017. MECHANISMS IN ENDOCRINOLOGY: Aging and anti-aging: a Combo-Endocrinology overview[J]. Eur J Endocrinol, 176 (6): R283-R308.

Donnez J, Dolmans M M, 2018. Natural hormone replacement therapy with a functioning ovary after the menopause: dream or reality?[J]. Reprod Biomed Online, 37 (3): 359-366.

Duarte G V, Trigo A C, de Fátima Paim de Oliveira M, 2016. Skin disorders during menopause[J]. Cutis, 97 (2): E16-E23.

Elia D, Gambacciani M, Berreni N, et al, 2019. Genitourinary syndrome of menopause (GSM) and laser VEL: a review[J]. Hormone Molecular Biology and Clinical Investigation, 41 (1): /j/hmbci. 2020. 41. issue-/j/hmbci.2020.41.issu1/ hmbci-2019-0024/hmbci-2019-0024. xml.

Faubion S S, Sood R, Kapoor E, 2017. Genitourinary syndrome of menopause: management strategies for the clinician[J]. Mayo Clin Proc, 92 (12): 1842-1849.

Feng P, Lin L, Wang Y, et al, 2022. Impacts of menopause hormone therapy on mood disorders among postmenopausal women[J]. Climacteric, 25 (6): 579-585.

Fournier A, Berrino F, Clavel-Chapelon F, 2008. Unequal risks for breast cancer associated with different hormone replacement therapies: results from the E3N cohort study[J]. Breast Cancer Res Treat, 107 (2): 307-308.

Freeman E W, Sammel M D, Lin H, et al, 2006. Associations of hormones and menopausal status with depressed mood in women with no history of depression[J]. Arch Gen Psychiatry, 63 (4): 375-382.

Furness S, Roberts H, Marjoribanks J, et al, 2012. Hormone therapy in postmenopausal women and risk of endometrial hyperplasia[J]. Cochrane Database Syst Rev, 2012 (8): CD000402.

Gallos I D, Shehmar M, Thangaratinam S, et al, 2010. Oral progestogens vs levonorgestrel-releasing intrauterine system for endometrial hyperplasia: a systematic review and metaanalysis[J]. Am J Obstet Gynecol, 203 (6): 547. e1-547. 10.

Gambacciani M, Cagnacci A, Lello S, 2019. Hormone replacement therapy and prevention of chronic conditions[J]. Climacteric, 22 (3): 303-306.

Gandhi J, Chen A, Dagur G, et al, 2016. Genitourinary syndrome of menopause: an overview of clinical manifestations, pathophysiology, etiology, evaluation, and management[J]. Am J Obstet Gynecol, 215 (6): 704-711.

Geddes J R, Carney S M, Davies C, et al, 2003. Relapse prevention with antidepressant drug treatment in depressive disorders: a systematic review[J]. Lancet, 361 (9358): 653-661.

Genazzani A R, Gambacciani M, Society I M, 2000. Controversial issues in climacteric medicine I. Cardiovascular disease and hormone replacement therapy. International Menopause Society Expert Workshop. 13-16 October 2000, royal society of medicine, London, UK[J]. Climacteric, 3 (4): 233-240.

Georgakis M K, Thomopoulos T P, Diamantaras A A, et al, 2016. Association of age at menopause and duration of reproductive period with depression after menopause[J]. JAMA Psychiatry, 73 (2): 139.

Goldstein S R, Lumsden M A, 2017. Abnormal uterine bleeding in perimenopause[J]. Climacteric, 20 (5): 414-420.

Holloway D, 2018. Menopause symptom management in the United Kingdom[J]. Nurs Clin North Am, 53 (2): 263-277.

Honour J W, 2018. Biochemistry of the menopause[J]. Ann Clin Biochem, 55 (1): 18-33.

Hussain S M, Cicuttini F M, Alyousef B, et al, 2018. Female hormonal factors and osteoarthritis of the knee, hip and hand: a narrative review[J]. Climacteric, 21 (2): 132-139.

Jacobs I, Gentry-Maharaj A, Burnell M, et al, 2011. Sensitivity of transvaginal ultrasound screening for endometrial cancer in postmenopausal women: a case-control study within the UKCTOCS cohort[J]. Lancet Oncol, 12 (1): 38-48.

Johnston S L, 2019. Pelvic floor dysfunction in midlife women[J]. Climacteric, 22 (3): 270-276.

Kostakis E K, Gkioni L N, Macut D, et al, 2019. Androgens in menopausal women: not only polycystic ovary syndrome[J]. Front Horm Res, 53: 135-161.

Kuhl H, 2005. Pharmacology of estrogens and progestogens: influence of different routes of administration[J]. Climacteric, 8 (Suppl 1): 3-63.

Kulkarni J, Gavrilidis E, Thomas N, et al, 2018. Tibolone improves depression in women through the menopause transition: a double-blind randomized controlled trial of adjunctive tibolone[J]. J Affect Disord, 236: 88-92.

Langdahl B L, 2017. Osteoporosis in premenopausal women[J]. Curr Opin Rheumatol, 29 (4): 410-415.

Levy-Zauberman Y, Pourcelot A G, Capmas P, et al, 2017. Update on the management of abnormal uterine bleeding[J]. J Gynecol Obstet Hum Reprod, 46 (8): 613-622.

Linton A, Golobof A, Shulman L P, 2016. Contraception for the perimenopausal woman[J]. Climacteric, 19 (6): 526-534.

Lobo R A, 2017. Hormone-replacement therapy: current thinking[J]. Nat Rev Endocrinol, 13 (4): 220-231.

Lumsden M A, Sassarini J, 2019. The evolution of the human menopause[J]. Climacteric, 22 (2): 111-116.

Mallhi T H, Khan Y H, Khan A H, et al, 2018. Managing hot flushes in menopausal women: a review[J]. J Coll Physicians Surg Pak, 28 (6): 460-465.

Minkin M J, 2019. Menopause: hormones, lifestyle, and optimizing aging[J]. Obstet Gynecol Clin North Am, 46 (3): 501-514.

Morrison M F, Kallan M J, Ten Have T, et al, 2004. Lack of efficacy of estradiol for depression in postmenopausal women: a randomized, controlled trial[J]. Biological Psychiatry, 55 (4): 406-412.

Muhleisen A L, Herbst-Kralovetz M M, 2016. Menopause and the vaginal microbiome[J]. Maturitas, 91: 42-50.

Nguyen T M, Do T T T, Tran T N, et al, 2020. Exercise and quality of life in women with menopausal symptoms: a systematic review and meta-analysis of randomized controlled trials[J]. Int J Environ Res Public Health, 17 (19): 7049.

Judd H L, Mebane-Sims I, Legault L, et al, 1996. Effects of hormone replacement therapy on endometrial histology in postmenopausal women. The Postmenopausal Estrogen/Progestin Interventions（PEPI）Trial[J]. JAMA, 275（5）: 370-375.

O'Donnell R L, Clement K M, Edmondson R J, 2016. Hormone replacement therapy after treatment for a gynaecological malignancy[J]. Curr Opin Obstet Gynecol, 28（1）: 32-41.

Paciuc J, 2020. Hormone therapy in menopause[J]. Adv Exp Med Biol, 1242: 89-120.

Paschou S A, Anagnostis P, Pavlou D I, et al, 2019. Diabetes in menopause: risks and management[J]. Curr Vasc Pharmacol, 17（6）: 556-563.

Pasquali R, Oriolo C, 2019. Obesity and androgens in women[J]. Front Horm Res, 53: 120-134.

Peeyananjarassri K, Baber R, 2005. Effects of low-dose hormone therapy on menopausal symptoms, bone mineral density, endometrium, and the cardiovascular system: a review of randomized clinical trials[J]. Climacteric, 8（1）: 13-23.

Pérez-López F R, Martínez-Domínguez S J, Lajusticia H, et al, 2017. Effects of programmed exercise on depressive symptoms in midlife and older women: a meta-analysis of randomized controlled trials[J]. Maturitas, 106: 38-47.

Potter B, Schrager S, Dalby J, et al, 2018. Menopause[J]. Prim Care, 45（4）: 625-641.

Prior J C, 2018. Progesterone for the prevention and treatment of osteoporosis in women[J]. Climacteric, 21（4）: 366-374.

Raglan G B, Schulkin J, Micks E, 2020. Depression during perimenopause: the role of the obstetrician-gynecologist[J]. Arch Womens Ment Health, 23（1）: 1-10.

Rudolph I, Palombo-Kinne E, Kirsch B, et al, 2004. Influence of a continuous combined HRT（2 Mg estradiol valerate and 2 Mg dienogest）on postmenopausal depression[J]. Climacteric, 7（3）: 301-311.

Samsioe G, Lidfeldt J, Nerbrand C, et al, 2010. The women's health in the Lund area（WHILA）study--an overview[J]. Maturitas, 65（1）: 37-45.

Schneider H P G, Birkhäuser M, 2017. Quality of life in climacteric women[J]. Climacteric, 20（3）: 187-194.

Schürks M, Rist P M, Shapiro R E, et al, 2011. Migraine and mortality: a systematic review and meta-analysis[J]. Cephalalgia: an International Journal of Headache, 31（12）: 1301-1314.

Segev D, Hellerstein D, Dunsky A, 2018. Physical activity-does it really increase bone density in postmenopausal women? A review of articles published between 2001-2016[J]. Curr Aging Sci, 11（1）: 4-9.

Shapiro M, 2019. What should guide our patient management of vulvovaginal atrophy?[J]. Climacteric, 22（1）: 38-43.

Shifren J L, 2018. Genitourinary syndrome of menopause[J]. Clin Obstet Gynecol, 61（3）: 508-516.

Simon J A, Davis S R, Althof S E, et al, 2018. Sexual well-being after menopause: an international menopause society white paper[J]. Climacteric, 21（5）: 415-427.

Sjögren L L, Mørch L S, Løkkegaard E, 2016. Hormone replacement therapy and the risk of cancer: A systematic review[J] . Maturitas, 91: 25-35.

Society N A M, 2012. The 2012 hormone therapy position statement of: The North American Menopause Society[J]. Menopause, 19（3）: 257-271.

Stuenkel C A, 2018. Vasomotor and related menopause symptoms[J]. Clin Obstet Gynecol, 61（3）: 433-446.

Stute P, Spyropoulou A, Karageorgiou V, et al, 2020. Management of depressive symptoms in peri- and postmenopausal women: EMAS position statement[J]. Maturitas, 131: 91-101.

Sweatt J D, 2004. Hippocampal function in cognition[J]. Psychopharmacology, 174（1）: 99-110.

"The 2022 Hormone Therapy Position Statement of The North American Menopause Society" Advisory Panel, 2022. The 2022 hormone therapy position statement of The North American Menopause Society[J]. Menopause, 29（7）: 767-794.

Trémollieres F, 2019. Assessment and hormonal management of osteoporosis[J]. Climacteric, 22（2）: 122-126.

Tserotas K, Blümel J E, 2019. Menopause research in Latin America[J]. Climacteric, 22（1）: 17-21.

Warzecha D, Szymusik I, Pietrzak B, et al, 2017. Anti-Mullerian hormone—a marker of upcoming menopause or a questionable guesswork?[J]. Neuro Endocrinol Lett, 38(2): 75-82.

Weintraub A, Eldar-Geva T, 2017. Anti-Mullerian hormone (AMH) determinations in the pediatric and adolescent endocrine practice[J]. Pediatr Endocrinol Rev, 14(4): 364-370.

Wilkinson H N, Hardman M J, 2017. The role of estrogen in cutaneous ageing and repair[J]. Maturitas, 103: 60-64.

Yaffe K, Barnes D, Lindquist K, et al, 2007. Endogenous sex hormone levels and risk of cognitive decline in an older biracial cohort[J]. Neurobiology of Aging, 28(2): 171-178.

附录　常用量表

女性绝经期自测表（Kupperman 改良评分）

姓名＿＿＿＿＿＿＿＿　填表日期＿＿＿＿＿＿＿＿＿　联系电话＿＿＿＿＿＿＿＿＿

症状	基本分	评分程度				症状得分
		0分	1分	2分	3分	
潮热及出汗	4	无	<3 次/日	3～9 次/日	≥10 次/日	
感觉障碍	2	无	与天气有关	平常有冷、热、痛、麻木	冷、热、痛感丧失	
失眠	2	无	偶尔	经常，服安眠药有效	影响工作、生活	
易激动	2	无	偶尔	经常，能克制	经常，不能克制	
抑郁及疑心	1	无	偶尔	经常，能控制	失去生活信念	
眩晕	1	无	偶尔	经常，不影响生活	影响日常生活	
疲乏	1	无	偶尔	上四楼困难	日常活动受限	
骨关节痛	1	无	偶尔	经常，不影响功能	功能障碍	
头痛	1	无	偶尔	经常，能忍受	需治疗	
心悸	1	无	偶尔	经常，不影响生活	需治疗	
皮肤蚁走感	1	无	偶尔	经常，能忍受	需治疗	
泌尿系感染	2	无	偶尔	>3 次/年，能自愈	>3 次/月，需服药	
性生活状况	2	正常	性欲下降	性交痛	性欲丧失	

总分

程度评价	□正常　　　　　　□轻度　　　　　　□中度　　　　　　□重度
	症状得分=症状基本分×评分程度，总分为各症状得分之和。
	总分>30 分为重度，16～30 分为中度，6～15 分为轻度，<6 分为正常

女性性功能指数量表（FSFI）

姓名＿＿＿＿＿＿＿＿　填表日期＿＿＿＿＿＿＿＿＿　联系电话＿＿＿＿＿＿＿＿

说明：以下的问题询问你最近 4 周内的性感觉和性体验。请尽可能如实清楚地回答。你所做的回答会被完全保密。下面的问题会涉及如下定义：

性唤起，是指从身体和精神上面有性兴奋的感觉，包括阴道紧缩、湿润或肌肉收缩。

注意：每题选出一个答案。

性欲（1～2）	1.你感到有性欲的频率是?	5=几乎总是 4=大多时候（超过半数时间） 3=有时（半数时间） 2=少数时候（少于半数时间） 1=几乎没有
	2.你性欲的程度是?	5=非常高 4=高 3=中等 2=低 1=很低或根本没有
性唤起（3～6）	3.在性生活时，你性唤起的频率是?	0=没有性生活 5=几乎总是 4=大多时候（超过半数时间） 3=有时（半数时间） 2=少数时候（少于半数时间） 1=几乎没有
	4.在性生活时，你性唤起的程度是?	0=没有性生活 5=非常高 4=高 3=中等 2=低 1=很低或根本没有
	5.在性生活时，你对性唤起的自信程度是?	0=没有性生活 5=非常有信心 4=很高的信心 3=中等 2=很低 1=没有信心
	6.在性生活时，你对自己的性唤起感到满意的频率是?	0=没有性生活 5=几乎总是 4=大多时候（超过半数时间） 3=有时（半数时间） 2=少数时候（少于半数时间） 1=几乎没有

续表

阴道湿润（7～10）	7.在性生活时，阴道湿润的频率是?	0=没有性生活 5=几乎总是 4=大多时候（超过半数时间） 3=有时（半数时间） 2=少数时候（少于半数时间） 1=几乎没有
	8.在性生活时，使阴道湿润是否困难?	0=没有性生活 1=非常困难 2=很困难 3=困难 4=稍微困难 5=不困难
	9.从开始性生活到性生活结束都能保持阴道湿润的时间是?	0=没有性生活 5=几乎总是 4=大多时候（超过半数时间） 3=有时（半数时间） 2=少数时候（少于半数时间） 1=几乎没有
	10.从开始性生活到性生活结束都能保持阴道湿润是否困难?	0=没有性生活 1=非常困难 2=很困难 3=困难 4=稍微困难 5=不困难
性高潮（11～13）	11.当你有性刺激或性生活时，能到达性高潮的频率是?	0=没有性生活 5=几乎总是 4=大多时候（超过半数时间） 3=有时（半数时间） 2=少数时候（少于半数时间） 1=几乎没有
	12.当你有性刺激或性生活时，能到达性高潮是否困难?	0=没有性生活 1=非常困难 2=很困难 3=困难 4=稍微困难 5=不困难
	13. 在性生活时，你对自己到达性高潮能力的满意程度是?	0=没有性生活 5=非常满意 4=中等程度满意 3=满意不满意各半 2=稍微不满意 1=十分不满意

性满意（14～16）	14. 在性生活时，你和你性伴侣之间情感亲密度感到满意程度是？	0=没有性生活 5=非常满意 4=中等程度满意 3=满意不满意各半 2=稍微不满意 1=十分不满意
	15. 在性生活时，你和你性伴侣之间性关系感到满意程度是？	5=非常满意 4=中等程度满意 3=满意不满意各半 2=稍微不满意 1=十分不满意
	16. 在性生活时，你对你总体性生活感到满意程度是？	5=非常满意 4=中等程度满意 3=满意不满意各半 2=稍微不满意 1=十分不满意
性交疼痛（17～19）	17.在性生活时你感到阴道不适或疼痛的频率是？	0=没有性生活 1=几乎总是 2=大多时候（超过半数时间） 3=有时（半数时间） 4=少数时候（少于半数时间） 5=几乎没有
	18. 在性生活之后你感到阴道不适或疼痛的频率是？	0=没有性生活 1=几乎总是 2=大多时候（超过半数时间） 3=有时（半数时间） 4=少数时候（少于半数时间） 5=几乎没有
	19.在性生活时或性生活后疼痛或不适的程度是？	0=没有性生活 1=很高 2=高 3=中等 4=低 5=很低或无

说明　FSFI 是女性自评的性功能测量量表，主要包括性欲、性唤起、阴道湿润、性高潮、性满意及性交疼痛共 6 个维度，每个维度由 2～4 个问题组成，共 19 个问题。19 个问题项目采用等级式，设置为 0～5 个等级，每个维度满分 6 分，总共 36 分，某个维度得分越低，则表示这个维度障碍程度越严重，而所有维度得分之和就是 FSFI 总分，评分越高，说明性功能越好。FSFI<25 分提示有性功能障碍，FSFI≥25 分表示无性功能障碍。

FSFI 包含的 6 个维度及各维度的题号、分值及权重如下：

	性欲	性唤起	阴道湿润	性高潮	性满意	性交疼痛
对应问题	1，2	3，4，5，6	7，8，9，10	11，12，13	14，15，16	17，18，19
得分	1～5	0～5	0～5	0～5	0～5	0～5
权重	0.6	0.3	0.3	0.4	0.4	0.4
最低分	1.2	0	0	0	1.8	0
最高分	6	6	6	6	6	6

评分结果　□性功能障碍（<25 分）　　□正常（≥25 分）

匹兹堡睡眠质量指数量表（PSQI）

条目	项目	评分			
		0 分	1 分	2 分	3 分
1	近 1 个月，晚上上床睡觉通常在____点				
2	近 1 个月，从上床到入睡通常需____分钟	□≤15 分钟	□16～30 分钟	□31～59 分钟	□≥60 分钟
3	近 1 个月，通常早上____点起床				
4	近 1 个月，每夜通常实际睡眠____小时（不等于卧床时间）				
5	近 1 个月，因下列情况影响睡眠而烦恼				
	a.入睡困难（30 分钟内不能入睡）	□无	□<1 次/周	□1～2 次/周	□≥3 次/周
	b.夜间易醒或早醒	□无	□<1 次/周	□1～2 次/周	□≥3 次/周
	c.夜间去厕所	□无	□<1 次/周	□1～2 次/周	□≥3 次/周
	d.呼吸不畅	□无	□<1 次/周	□1～2 次/周	□≥3 次/周
	e.咳嗽或鼾声高	□无	□<1 次/周	□1～2 次/周	□≥3 次/周
	f.感觉冷	□无	□<1 次/周	□1～2 次/周	□≥3 次/周
	g.感觉热	□无	□<1 次/周	□1～2 次/周	□≥3 次/周
	h.做噩梦	□无	□<1 次/周	□1～2 次/周	□≥3 次/周
	i.疼痛不适	□无	□<1 次/周	□1～2 次/周	□≥3 次/周
	j.其他影响睡眠的事情	□无	□<1 次/周	□1～2 次/周	□≥3 次/周
	如有，请说明：				
6	近 1 个月，总的来说，您认为您的睡眠质量：	□很好	□较好	□较差	□很差
7	近 1 个月，您用药物催眠的情况：	□无	□<1 次/周	□1～2 次/周	□≥3 次/周
8	近 1 个月，您常感到困倦吗？	□无	□<1 次/周	□1～2 次/周	□≥3 次/周
9	近 1 个月您做事情的精力不足吗？	□没有	□偶尔有	□有时有	□经常有

说明

成分	内容	评分			
		0 分	1 分	2 分	3 分
A.睡眠质量	条目 6 计分	□很好	□较好	□较差	□很差
B.入睡时间	条目 2 和 5a 计分累计	□0 分	□1～2 分	□3～4 分	□5～6 分
C.睡眠时间	条目 4 计分	□>7 小时	□6～7 小时（不含 6 小时）	□5～6 小时（含 6 小时）	□<5 小时
D.睡眠效率	以条目 1、3、4 的应答计算睡眠效率*	□>85%	□75%～85%（不含 75%）	□65%～75%（含 75%）	□<65%
E.睡眠障碍	条目 5b～5j 计分累计	□0 分	□1～9 分	□10～18 分	□19～27 分
F.催眠药物	条目 7 计分	□无	□<1 次/周	□1～2 次/周	□≥3 次/周
G.日间功能障碍	条目 8 和 9 的计分累计	□0 分	□1～2 分	□3～4 分	□5～6 分

*睡眠效率计算方法：$睡眠效率 = \dfrac{条目4(睡眠时间)}{条目3(起床时间) - 条目1(上床时间)} \times 100\%$

PSQI 总分=A+B+C+D+E+F+G

评分结果　　□睡眠质量很好 0～5 分　　□睡眠质量还行 6～10 分　　□睡眠质量一般 11～15 分　　□睡眠质量很差 16～21 分

妇女心理评估问卷表 1（PHQ-9）

在过去 2 周里，你生活中以下症状出现的频率是多少？

序号	项目	没有	有几天	一半以上时间	几乎每日
1	做事时提不起劲或没有兴趣				
2	感到心情低落、沮丧或绝望				
3	入睡困难、睡不安或睡太多				
4	感觉疲倦或无精打采				
5	胃口不好或吃太多				
6	觉得自己很糟或很失败，或让自己或家人失望				
7	对事物专注有困难，如看报纸或看电视				
8	行动或说话速度缓慢到别人已经察觉？或者刚好相反比平时更烦躁或坐立不安，动来动去				
9	有不如死掉或用某种方式伤害自己的念头				

　　PHQ-9 是一个专为评估抑郁症状设计的简短问卷。这个问卷包含了 9 个问题，分别涉及情绪低落、兴趣丧失、睡眠障碍、疲劳感、食欲变化、自我负面评价、注意力难以集中、动作迟缓或激动及自杀意念等方面。通过回答这些问题，我们可以对自己最近 2 周的心理状态有一个大致了解。

妇女心理评估问卷表 2（GAD-7）

在过去 2 周里，你生活中以下症状出现的频率是多少？

序号	项目	没有	有几天	一半以上时间	几乎每日
1	感觉紧张、焦虑或急切				
2	不能够停止或控制担忧				
3	对各种各样的事情担忧过多				
4	很难放松下来				
5	由于不安而无法静坐				
6	变得容易烦恼或急躁				
7	感到害怕，似乎将有可怕的事情发生				

　　GAD-7 也是一个简短的自评问卷，专门用于评估焦虑症状。它包含 7 个问题，分别涉及无法控制的担心、容易疲劳、易怒、肌肉紧张、睡眠障碍、难以集中注意力及感到害怕或恐慌等问题。通过回答这些问题并计算总分，我们可以了解自己是否存在焦虑症状及其严重程度。

　　计算方式说明：表 1、表 2 算法一致。没有=0 分，有几天=1 分，一半以上时间=2 分，几乎每日=3 分。

PHQ-9 结果

□无或轻微（0～4 分）　　□轻度（5～9 分）　　□ 中度（10～14 分）　　□ 中重度（15～19 分）　　□ 重度（20～27 分）

GAD-7 结果

□无或轻微（0～4 分）　　□轻度（5～9 分）　　□ 中度（10～14 分）　　□ 重度（15～21 分）

在线骨折风险预测工具（FRAX）

推荐在线骨折风险预测工具（fracture risk assessment tool, FRAX）预测骨质疏松性骨折风险

在线骨折风险预测工具

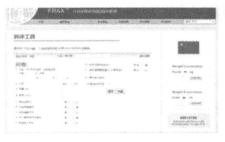

01 FRAX工具是根据部分临床危险因素和股骨颈骨密度建立模型，用于评估患者未来10年髋部骨折及主要骨质疏松性骨折（椎体、前臂、髋部或肩部）的概率

02 FRAX预测的髋部骨折概率≥3%或任何主要骨质疏松性骨折概率≥20%时，为骨质疏松性骨折高危患者

后　记

　　七年前，我为初一的女儿和同龄的小伙伴写了一本科普书籍《携手度过青春期——写给青春期女生和家长》。时间过得飞快，女儿已经在读大学，我也步入了围绝经期。在这期间，疫情、疾病、白发，也曾让我一度焦虑和恐慌。由于不再为女儿的一日三餐操心，我也多了些许时间去思考该如何精彩地度过自己的后半生。

　　临床工作中遇到了很多围绝经期的女性，有的青春焕发，令人羡慕；有的提前苍老，惹人怜惜；还有的无知无畏，让人遗憾。更有很多肿瘤患者，从术前的恐慌焦虑到术后的带瘤生存和活在当下的勇敢自信，都让我有了创作的冲动，想着写一本书给自己，也送给广大的围绝经期朋友及其家人。

　　围绝经期是女性从育龄期走向老年期的一个过渡阶段，是高血压、糖尿病、骨质疏松的易发期，也是宫颈癌、子宫内膜癌、卵巢癌、乳腺癌及胃肠道恶性肿瘤的高发阶段。同时，也是女性可以彻底放下生育负担，勇敢做自己的一个人生阶段。因此，围绝经期不仅仅是一段年龄，更是一种享受自我的状态。她是女儿，亦是母亲，更是自己。健康的身体、稳定的情绪和乐观的心态，是做好各种角色的基石。优雅地老去，也是我们对自己的期许。

　　从最初的心愿到最终的铅字，还是有些感慨。很期待三十年后的自己可以骄傲地说：我还可以自由地奔跑、快乐地生活、来一场说走就走的旅行……

　　莫道桑榆晚，为霞尚满天。